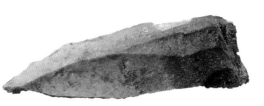

百穴針按

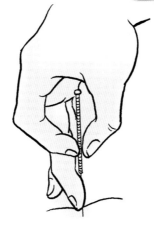

胡金生 主編　萬里機構·萬里書店出版

百穴針按

主　編
胡金生

副主編
何仲濤　胡　潔

編著助理
楚　楚　李　沁

策　劃
趙中振

編　輯
何健莊　吳春暉

繪　圖
陳焯嘉

設　計
王妙玲　漢圖美術設計

出版者
萬里機構·萬里書店
香港鰂魚涌英皇道1065號東達中心1305室
電話：2564 7511　　傳真：2565 5539
網址：http://www.wanlibk.com

發行者
香港聯合書刊物流有限公司
香港新界大埔汀麗路36號中華商務印刷大廈3字樓
電話：2150 2100　　傳真：2407 3062
電郵：info@suplogistics.com.hk

承印者
中華商務彩色印刷有限公司

出版日期
二〇一三年二月第二次印刷

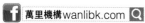

前　言

　　我開始接觸針灸是在中學時代，當時中國內地正值文革期間，高中生們畢業後紛紛上山下鄉。當時最具影響的電影有描寫赤腳醫生的《紅雨》與《春苗》，凡經歷過那個時代的人，大多都會有印象。我父親雖是個西醫，但基於幾十年的經驗，他仍鼓勵我學習中醫，掌握些助人利己的基本技能為下鄉做準備。從那時起，我開始接觸針灸，在棉花團上、在自己身上的合谷與足三里穴上試扎，尋找針感。

　　彈指一揮間，三十年轉瞬即逝。在此期間，我接觸過幾位針灸大師。

　　中國中醫科學院針灸研究所的的胡金生教授，80年代末，是我研究生畢業後要好的鄰居。當時生活條件差，兩家人只隔一層木板，過着「不拆牆也是一家人」的日子。胡教授師承我國針灸界泰斗程莘農院士，30年潛心鑽研，多次出國講學，將傳統醫術傳播到世界各地。此次香江傳藝，再次給我以指導。

　　何仲濤教授，原湖北名醫，現任日本現代病針灸治療院院長，醫術精湛，名貫東瀛。我倆相交甚篤，亦師亦友，我喜歡長跑，參賽馬拉松，經常有些運動傷痛，在日本10年期間，多次承蒙何教授關照，也學得一招兩式。

　　特別要提到的是張穎清教授，他是第二掌骨側診療法的創始人，1988年在新加坡召開的講習班上，他拉我臨時充當英語翻譯，借此趕鴨子上架的機會，也得到他的真傳。從那時起，我已經養成「指按」每日自身保健的習慣，受益匪淺。現今，此方法已經普及，而先生卻英年早逝，令人惋惜不已。

正是從以上幾位大師身上，我更加體會到針灸、按壓之方便、實用。即使在無針的情況下，通過穴位按摩，啟動人體內部的藥箱，也可使症狀得以緩解。

學習中醫，從理論開始，過於抽象；從中藥開始，過於繁雜；從針灸開始，最容易體會到。這大概也是針灸在海外最為流行的原因之一吧。

中醫藥"百"字系列圖書問世以來，深得讀者青睞。當萬里書店的編輯問我下一本選題如何時，我腦子裏面首先浮現的，便是《百穴針按》。

本書保持圖文並茂、深入淺出的特點，選擇常用、安全、容易掌握的穴位116個，同時還介紹了凝聚兩位大師幾十年寶貴經驗的心得，如常見病的配穴。

希望本書可以成為針按初學者的啟蒙教材、考生的複習資料、執業中醫的參考手冊和一般市民的保健顧問。

香港浸會大學中醫藥學院
趙中振

目 錄

第三篇　穴位針按對症治療

附錄一　耳針療法圖解

附錄二　第二掌骨側診療法圖解

附錄三　針灸歌訣

穴位索引

第一篇 總論

針灸概論

針灸學是中國醫藥學的重要組成部分，它是研究如何運用針刺和艾灸等方法以防治疾病的一門科學。

針灸療法主要分為針法和灸法。針法是指在病人身體的一定部位用針刺入，灸法則是用艾灸的溫熱刺激局部。針灸療法的目的是通經脈，調氣血，使陰陽歸於相對平衡，使臟腑功能趨於調和，從而防治疾病。

針灸療法的特點是治病不用吃藥，並具有以下優勢：

- 有廣泛的適應症，可用於內、外、婦、兒、五官等科多種疾病的治療和預防；
- 治療疾病的效果比較迅速和顯著，特別是具有良好的鎮痛、鎮靜作用；
- 操作方法簡便易行；
- 醫療費用經濟。

古代的針灸學術成就

【針灸的起源】

　　針灸是中華民族的一項重大發明。舊石器時代，先民們就懂得了使用尖狀器、刮削器之類的打製石器以刺癰瘍，排出膿血，使病痛緩解；隨着經驗的積累，石器刺病的應用範圍也逐漸擴大。

　　距今兩千多年以前的古書中，經常提到原始的針刺工具是石器，稱為砭石。應用砭石治病，符合原始時代廣泛使用石器的特點。

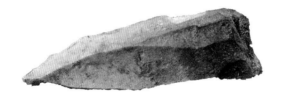

砭石是石器時代用作治病的一種醫療工具，早期文獻如《管子》、《左傳》中，即有砭石治病的記載，據現代研究，它有針刺、切割、按摩、熨烙等多種治療效用，其器形因功效不同而有多種形狀。有學者認為最初它主要用於外科，後漸有刺穴的功能。

　　新石器時代，由於掌握了磨製精巧石針的技術，遂產生了專門的醫療工具骨針。

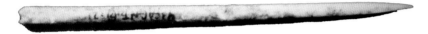

骨針在新石器時代考古發掘中發現，其中尾端無孔者醫史界認為有可能用作針刺用具。

　　一般認為，針灸起源於新石器時代（距今一萬年前到四千年前）。

【夏至春秋戰國】

金屬醫針

隨着人類社會的發展進步，針具也在不斷地改進。

青銅砭針為早期金屬針具，尚遺砭石形跡。一端尖銳有鋒，中腰四棱形，尾端有弧刀。

戰國時期，隨着鐵器的推廣應用，砭石經過了一個同金屬醫針並用的階段以後，逐漸地被金屬醫針所取代，從而擴大了針刺的醫療實踐範圍，帶來了針灸學術的飛躍發展。

《黃帝內經》

為現存最早的中國醫學典籍，成書於春秋戰國時期（公元前722～前221年）。它總結了春秋戰國以前的醫學成就和醫療經驗，確立了中醫學獨特的理論體系。

《黃帝內經》簡稱《內經》，原書18卷，其中9卷名《素問》，另外9卷名《靈樞》。當中的《靈樞》部分偏重於人體解剖、臟腑經絡、腧穴針灸等。

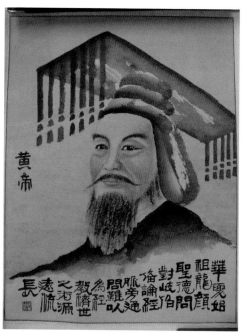

《黃帝內經》奠定了針灸學基礎理論

秦越人（扁鵲）

扁鵲是公元前5～4世紀的傑出醫學家。他曾用刺法急救一位瀕臨假死狀態的虢太子，被譽為起死回生的神醫而載入史冊。

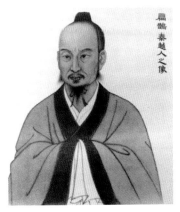

扁鵲像

扁鵲針刺行醫圖
東漢畫像石拓片。山東微山縣兩城山先後出土四方，1998年該縣一座石室墓中又有發現。畫中人首鳥身者為傳說中的神醫扁鵲，手執砭石，正欲為所面對的病人針刺。此與扁鵲命名及擅長針灸之主要生活地區相符，是一種表現早期針灸內容的神話題材。

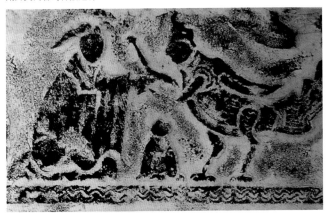

【秦漢時代】

《難經》

《難經》是闡發《黃帝內經》的疑難和要旨的第一部書。後世將其列為中醫四大經典之一。

難經在《內經》的基礎上有所發展，尤其是「獨取寸口」的脈診法，對經絡和臟腑中命門、三焦、腎間動氣、奇經八脈等的論述對後世影響極大。

【魏晉南北朝】

皇甫謐

　　魏晉的著名醫學家（公元256～260年）。撰成《針灸甲乙經》一書，是現存最早的一部體系比較完整的針灸專書。整理349個穴位，針刺法及百餘種針灸治驗。

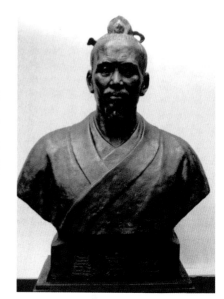

皇甫謐雕像

【隋唐時代】

孫思邈

　　隋、唐年間（公元581～907年），針灸學有很大的發展。孫思邈是隋至初唐的著名醫學家，其巨著《備急千金要方》中詳盡論述了針灸之法。他對針灸學的主要貢獻是，首先總結出「阿是穴」的概念，並提出了「手指同身寸」的取穴方法。晚年再著《千金翼方》，作為《備急千金要方》的續編。

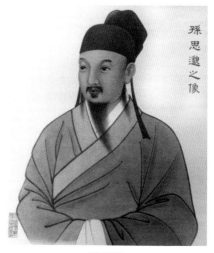

孫思邈像

【宋元時代】

王惟一

著名針灸家。宋天聖四年（公元1026年），重新考證明堂圖，彙編《新鑄銅人腧穴針灸圖經》。次年受詔設計並製成兩具銅人模型，名"天聖銅人"，作為教學和考試針灸師之用。教學或考試時，體表用蠟封閉，內灌注水或水銀，"針入水出"，這是古代較為精密的醫學模型，堪稱世界醫學教育史上形象實物教學法的一種創舉。

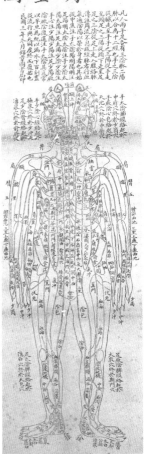

"明堂圖"和"銅人圖"為中國古代兩大系列針灸經絡和穴位圖。最原始版本已經失傳，現存國內外博物館、圖書館及私人收藏版本多為歷代"複製"的明堂圖和銅人圖。複製版本同樣具有很高的學術價值，不同版本體現了製作者對經脈和穴位的理解，也包含了各代針灸醫家的臨床經驗。此圖為明堂圖系列之一的正面圖，屬於質素較高的"紅圖"，刊印於民國，原圖現由李永明收藏。

（鳴謝：李永明）

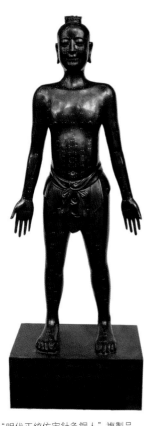

"明代正統仿宋針灸銅人"複製品
"天聖銅人"傳至明正統年間，穴名已模糊難辨，明英宗令醫官仿宋重鑄，而冠名為"明代正統仿宋針灸銅人"。

現代針灸學術的發展

1955年在北京成立中醫研究院（現改名為中國中醫科學院）。

　　為了培養中醫藥技術人員，1956年政府決定在北京、上海、成都、廣州建立4所中醫學院。從此，中醫教育正式納入國家高等教育的軌道。

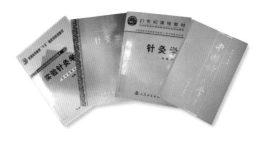
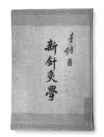

　　目前，全國已有中醫學院30所，中等中醫學校55所，中西醫的課程設計比例為7/3或6/4。

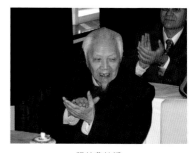

　　自1978年起開始招收中醫研究生，培養中醫碩士、中醫博士。

程莘農教授

　　1987年程莘農主編《中國針灸學》。

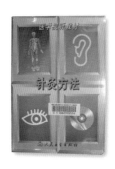
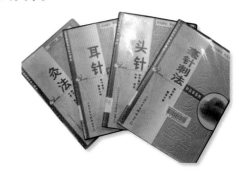

針灸學術向國際的傳播

6世紀時，中國針灸傳到朝鮮、日本。此後一直被作為傳統醫學的重要組成部分，流傳至今。隨着中外文化交流，針灸也傳到東南亞及印度次大陸。

針灸傳到歐洲開始於16世紀，以後從事針灸者逐漸增多，法國是在歐洲傳播針灸學術較早的國家。

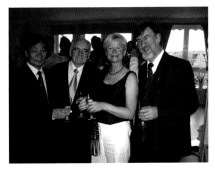

20世紀50年代，我國曾幫助蘇聯和東歐國家的一些醫師學習針灸。70年代以後，傳統中醫藥學更以其獨特的理論體系引起世界醫壇的矚目，數度引發了國際性的「中醫熱、針灸熱」。

受世界衛生組織（WHO）的委託，我國自1975年起開始在北京、上海、南京舉辦國際針灸培訓班，為世界各國培養針灸人才。來中國學習、進修中醫藥者的人數日益增多，近30年來，僅設在這3個城市的國際針灸培訓中心就為100多個國家和地區培養針灸醫師10000餘人。

同時，有些國家也在創辦自己的中醫藥教育，如日本、法國、挪威、英國、意大利、新加坡、美國和韓國，他們都為中醫針灸在世界範圍的廣泛傳播做出了貢獻。

針按方法

刺法

　　傳統針刺法使用的金屬醫針有九種不同的形狀和用途，稱為「九針」。後來發展到金針、銀針，再到當今應用的不銹鋼針，傳統針刺法也發展成為現代毫針療法。

【毫針的構造、規格】

　　常用的毫針有三種：

- ✻ 1寸針0.22mm（直徑）x 25mm（長度），多用於頭面、手腳末端。
- ✻ 1.5寸針0.25mm（直徑）x 40mm（長度），多用於四肢、肌肉豐滿處。
- ✻ 3寸針0.30mm（直徑）x 75mm（長度），多用於臀部。

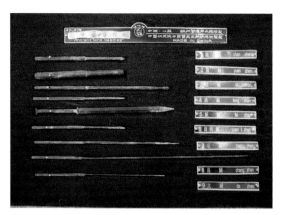

九針

【消毒】

針具、醫生手指、患者針刺部位均可用75%的酒精消毒。

【進針法】

進針的關鍵在於減輕皮膚疼痛，進針技巧為「輕、巧、快」。

1. 雙手進針法

〰 指切進針：用左手拇指或食指指端按在腧穴位置的旁邊，右手持針，緊靠左手指甲將針刺入腧穴。

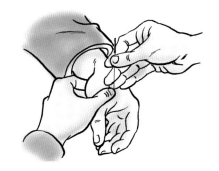

〰 舒張進針：用左手拇指和食指將所刺腧穴部位的皮膚向兩側撐開，使皮膚繃緊，右手持針，使針從左手拇指和食指間刺入。

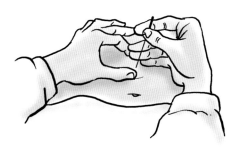

⚘ 駢指進針：用左手拇指和食指拿着消毒棉球，夾住針身下端，將針尖固定在所刺腧穴的皮膚表面位置；右手捻動針柄，將針刺入腧穴。

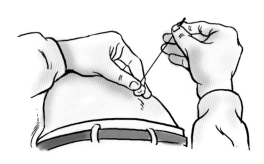

⚘ 挾持進針：用左手拇指和食指將針刺腧穴部位的皮膚捏起，右手持針，從捏起的上端將針刺入。

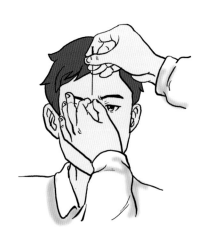

2. 單手進針法

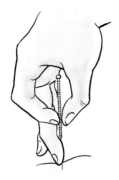

【基本操作手法】

1. 提插：針身在穴位內上提下插，稱為提插。提插時呈直線進出，
   幅度不宜過大。

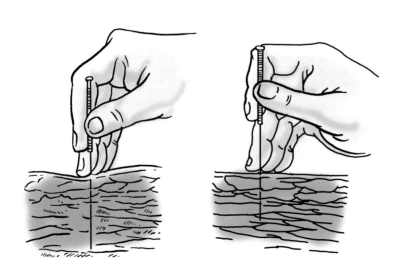

2. 捻轉：刺手執針，一前一後交替轉動。旋轉幅度一般在180°～360°左右，不可單向旋轉。

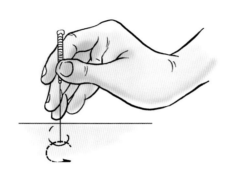

【針刺的角度】

🌿 直刺：將針體垂直，與皮膚呈90°角刺入，全身大多數穴位可以直刺。

🌿 斜刺：針體與皮膚大約呈45°角刺入。某些穴位的部位，肌肉較薄，或穴位的深部當重要內臟所在，如胸背部穴位，適合斜刺。

🌿 橫刺：進針時，將針體與皮膚呈15°～25°角刺入。用來刺肌膚淺薄的穴位，如頭面、四指末端。

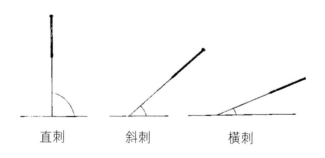

直刺　　　　　斜刺　　　　　橫刺

【針刺的深度】

針刺的深度是指針身刺入皮膚的深淺。臨床應根據病情、部位、體質、年齡等因素決定。

【得氣】

「得氣」又稱「針感」，指針刺時腧穴部位獲得經氣感應。《靈樞》中云：「刺之要，氣至而有效，效之信，若風之吹雲，明乎若見蒼天。」可見得氣與否以及得氣的快慢與療效有密切的關係。針刺過程中，有效的刺激強度就是以「得氣」為標誌。

得氣可從醫、患兩方面來體會。一般來説，醫者會感到運針的手下有沉緊的感覺，而患者受針的部位則會出現酸、麻、重、脹的感覺。

【針刺補瀉】

根據中醫「實則瀉之，虛則補之」的辨證論治思想，針刺時可運用補法、瀉法等不同的手法。

- ◟ 提插補瀉
   補法：重插輕提。
   瀉法：重提輕插。
- ◟ 捻轉補瀉
   補法：小幅度、慢速捻轉。
   瀉法：大幅度、快速捻轉。
- ◟ 平補平瀉：得氣後均勻提插捻轉。

灸法

據《素問》記載：灸法，來源於我國北部以畜牧為主的民族。北部地區風寒凜冽，先民們離不開烤火取暖，加上他們野居乳食的生活習慣，容易患腹部寒痛、脹滿等證，非常適於熱療，因而經過長期的經驗積累，發明了灸療法和熱熨療法。

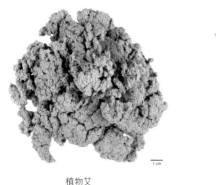

植物艾

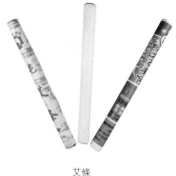

艾條

指針法

指針法，又稱指針按摩，是對針法和灸法的一種簡化和替代方法。日常生活中，當身邊沒有適合的針灸工具時，可以大拇指或食指的指尖代替刺針，或將食指、中指彎曲，用突出的指間關節作點穴工具，對相關穴位進行刺激。

拔罐法

【拔罐法的起源和發展】

拔罐法起源於古代的「角法」，當時的「罐」，係用牲畜的角製成，用於外科排膿。隨着醫療實踐的發展，治療範圍有所擴大。拔罐法操作簡單，療效較好，深受民間的歡迎，有「針灸拔罐，病去一半」的説法。

【火罐的種類】

常用的有**竹罐**、**玻璃罐**。

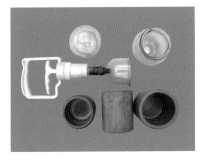 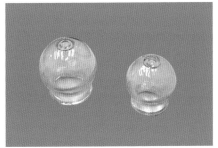

【操作方法】

- **投火法**：將酒精或紙片點燃後，投入罐內，迅速將火罐罩在施術部位，此法適宜身體側面橫拔。
- **閃火法**：用止血鉗子挾住蘸有95%酒精的棉球，點燃後送入罐內，立即抽出，迅速將罐口按在拔罐的部位。

【適應範圍】

- **風濕痹痛**，如肩背、腰腿痛；
- **胃腸疾病**，如胃痛、腹瀉；
- **肺部疾病**，如感冒、咳嗽、哮喘。

治療原則

　　針灸治病，應根據中醫基本理論和針灸的特點，進行辨證論治，同時還應掌握處方配穴的基本原則及特定穴的臨床運用。

【辨證論治的基本原則】

　　辨證論治的基本原則是：虛證宜用補法；實證宜用瀉法；熱證宜疾刺速出針；寒證宜留針時間長；陽氣虛而下陷的宜用灸法；瘀血宜用刺血法；虛實不明顯的用平補平瀉法。

【處方配穴的基本原則】

　　1. 取穴原則

　　針灸處方配穴以循經取穴為基本原則，具體運用有

　　（1）遠道取穴

　　（2）局部取穴

　　（3）臨近取穴

　　2. 配穴方法

　　（1）左右對稱配穴法

　　（2）左右不對稱配穴法

　　（3）上下配穴法

　　（4）前後配穴法

　　（5）表裏經配穴法

　　（6）原絡配穴法

　　（7）同名經配穴法

　　（8）對症配穴法

腧穴理論

【腧穴概論】

腧穴：是臟腑、經絡之氣輸注於體表的部位。腧穴的發現，源於古人的長期生活實踐，初始因不自覺地碰觸身體的某些部位，使原有的病痛好轉，久而久之發現身體的某些位置可以緩解病痛，經口耳相傳記錄下來。這可以認為是腧穴的起源，後又經長期的醫療實踐，才發展成今日的穴位。

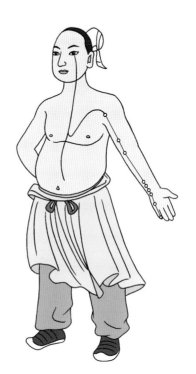

【腧穴的分類】

1. **十四經腧穴**：分佈於十二經脈和督任二脈的腧穴，共有361穴。
2. **經外奇穴**：既有穴名，又有明確位置，但尚未歸屬於十四經系統的經驗穴。
3. **阿是穴**：是根據痛的部位來定穴。它既無具體的穴名，又無固定的位置，但臨床用於痛症有很好的作用。

【腧穴的定位法】

1. 骨度分寸折量法

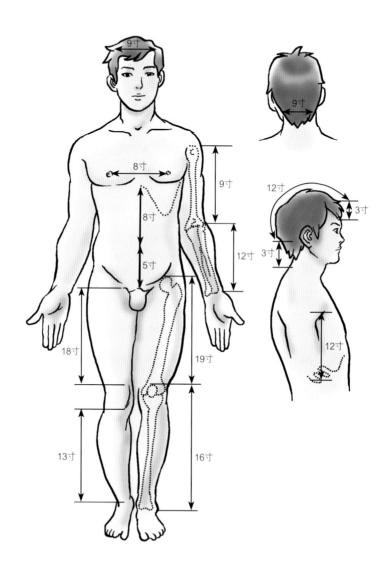

2. 體表標誌法

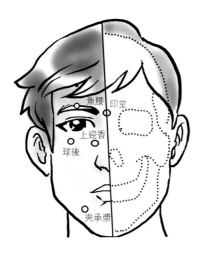
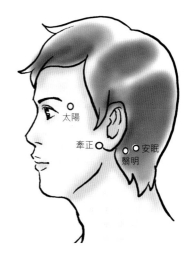

3. 手指同身寸法

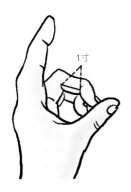
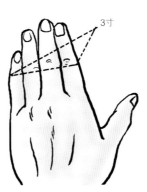
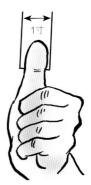

【特定穴的臨床運用】

特定穴是指十四經中具有特殊作用和特定稱號的一類穴位。包括：原穴、絡穴、背俞穴、募穴、五輸穴、郄穴、下合穴、八會穴、交會穴、八脈交會穴。

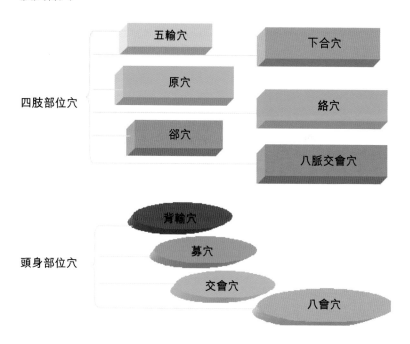

五輸穴是十二經中位於肘膝以下的五類輸穴，他們各有自己的治療作用。

五輸穴的名稱：井、滎、輸、經、合

五行屬性：　　陰經：木、火、土、金、水

　　　　　　　陽經：金、水、木、火、土

主治：　　　　井穴——高熱、神志錯亂、昏迷

　　　　　　　滎穴——發熱、臟腑熱證

　　　　　　　輸穴——全身困重、關節痛

　　　　　　　經穴——咳嗽、哮喘

　　　　　　　合穴——所屬臟腑病

【何謂經絡】

經絡是運行全身氣血、聯絡臟腑肢節、溝通上下內外的通路。

經絡，是經脈和絡脈的總稱。經脈是主幹，絡脈是分支。經，有路徑的意思；絡，有網絡的意思。經脈大多循行於深部，絡脈循行於較淺的部位，有的絡脈還顯現於體表。經脈有一定的循行路徑，而絡脈則縱橫交錯，網絡全身，把人體所有的臟腑、器官、七竅以及皮肉筋骨等組織聯結成一個統一的有機整體。

【經絡系統的組成】

經絡系統，是由經脈和絡脈組成。在內連屬於臟腑，在外連屬於筋肉、皮膚，所以《靈樞・海論》說它「內屬於腑臟，外絡於肢節」。

經脈可分為正經和奇經兩類。正經有十二，即手足三陰經和手足三陽經，合稱「十二經脈」，是氣血運行的主要通道。十二經脈有一定的起止、一定的循行部位和交接順序，在肢體的分佈和走向有一定的規律，同體內臟腑有直接的絡屬關係。

奇經有八條，即督、任、沖、帶、陰蹻、陽蹻、陰維、陽維，合稱「奇經八脈」，有統率、聯絡和調節十二經脈的作用。

十二經脈

【名稱】

十二經脈對稱地分佈於人體的兩側，分別循行於上肢或下肢的內側或外側，每一經脈分別屬於一個臟或一個腑，因此，十二經脈中每一經脈的名稱，包括手或足、陰或陽、臟或腑三個部分。手經行於上肢，足經行於下肢；陰經行於四肢內側，屬臟，陽經行於四肢外側，屬腑。

【走向、交接】

十二經脈的走向和交接是有一定規律的。

即：手三陰經從胸腔走向手指末端，交手三陽經；手三陽經從手指末端走向頭面部，交足三陽經；足三陽經從頭面部走向足趾末端，交足三陰經；足三陰經從足趾走向腹腔、胸腔，交手三陰經。這樣就構成一個「陰陽相貫，如環無端」的循環徑路。

【氣血流注次序】

十二經脈分佈在人體內外，經脈中的氣血運行是循環貫注的，即從手太陰肺經開始，依次傳至足厥陰肝經，再傳至手太陰肺經，首尾相貫，如環無端。

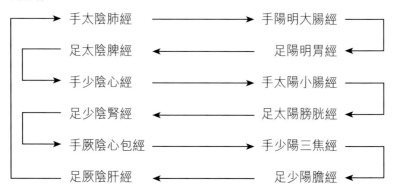

【循行部位】

1. 手太陰肺經

胸部外上方（中府穴），出腋下，沿上肢內側前緣下行，過肘窩入寸口上魚際，直出拇指之端（少商穴）。

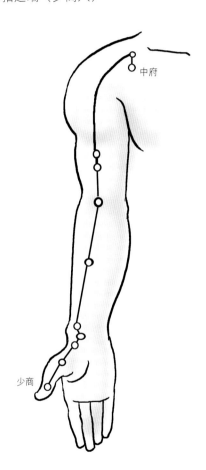

中府

少商

2. 手陽明大腸經

　　起於食指撓側端（商陽穴），經過手背行於上肢伸側前緣，上肩，至肩關節前緣，從鎖骨上窩上行，經頸部至面頰，入下齒中，回出挾口兩旁，左右交叉於人中，至對側鼻翼旁（迎香穴）。

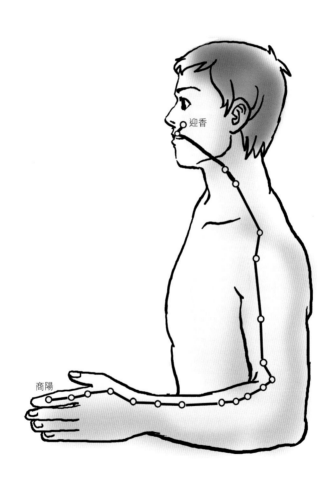

迎香

商陽

3. 足陽明胃經

起於鼻翼旁（迎香穴），挾鼻上行，左右側交會於鼻根部，旁行入目內眥，與足太陽經相交，向下沿鼻柱外側，入上齒中，還出，挾口兩旁，環繞嘴唇，在頦唇溝承漿穴處左右相交，退回沿下頜骨後下緣到大迎穴處，沿下頜角上行過耳前，經過上關穴（客主人），沿髮際，到額前。

直行者：從缺盆出體表，沿乳中線下行，挾臍兩旁（旁開二寸），下行至腹股溝處的氣沖穴。後下行大腿前側，至膝蓋，沿下肢脛骨前緣下行至足背，入足第二趾外側端（厲兌穴）。

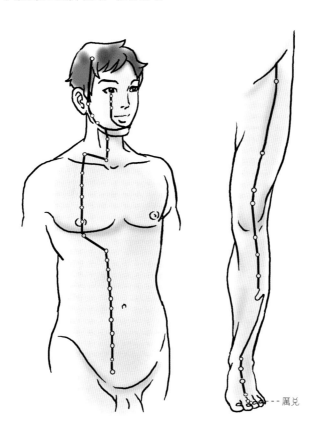

厲兌

4. 足太陰脾經

　　起於足大趾內側端（隱白穴）。沿內側赤白肉際，上行過內踝的前緣，沿小腿內側正中線上行，在內踝上八寸處，交出足厥陰肝經之前，上行沿大腿內側前緣，進入腹部，屬脾，絡胃。向上穿過隔肌，沿食道兩旁，連舌本，散舌下。

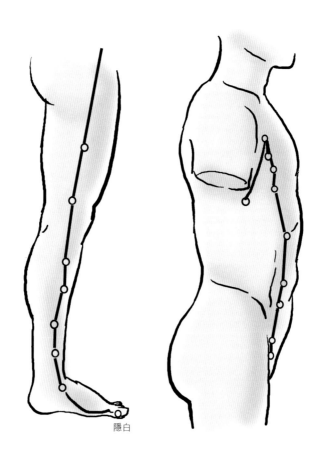

隱白

5.　手少陰心經

　　淺出腋下（極泉穴），沿上肢內側後緣，過肘中，經掌後銳骨端，進入掌中，沿小指橈側，出小指橈側端（少沖穴）。

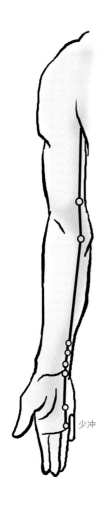

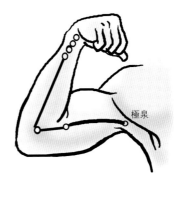

極泉

少沖

6. 手太陽小腸經

起於小指外側端（少澤穴），沿手背、上肢外側後緣，過肘部，到肩關節後面，繞肩胛部，交肩上（大椎穴）。

分支：從缺盆出來，沿頸部上行到面頰，至目外眥後，退行進入耳中（聽宮穴）。

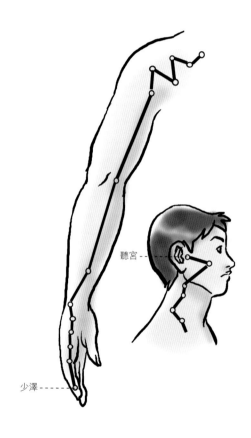

7. 足太陽膀胱經

起於目內眥（睛明穴），向上到達額部，左右交會於頭頂部（百會穴）。從頭頂部分別向後行至枕骨處，下行到項部（天柱穴），下行交會於大椎穴，再分左右沿肩胛內側、脊柱兩旁（一寸五分）到達腰部（腎俞穴）。從腰部分出，沿脊柱兩旁下行，穿過臀部，從大腿後側外緣下行至膕窩中（委中穴）。

分支：從項分出下行，經肩胛內側，從附分穴挾脊（三寸）下行至髀樞，經大腿後側至膕窩中與前一支脈會合，然後下行穿過腓腸肌，出走於足外踝後，沿足背外側緣至小趾外側端（至陰穴）。

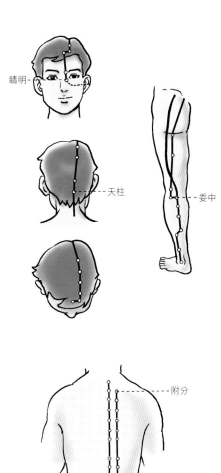

睛明

天柱

委中

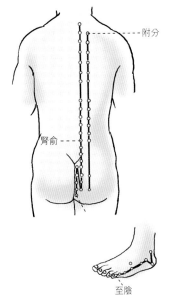

附分

腎俞

至陰

8. 足少陰腎經

起於足小趾下，斜行於足心（湧泉穴），出行於舟骨粗隆之下，沿內踝後，分出進入足跟，向上沿小腿內側後緣，至膕內側，上股內側後緣入脊內（長強穴）。

直行者：從腎上行，穿過肝和膈肌，進入肺，沿喉嚨，到舌根兩旁。

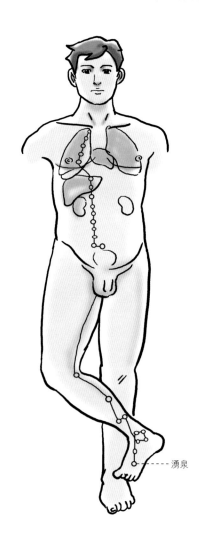

湧泉

9. 手厥陰心包經

　　沿胸淺出脅部當腋下三寸處（天池穴），向上至腋窩下，沿上肢內側中線入肘，過腕部，入掌中（勞宮穴），沿中指撓側，出中指撓側端（中沖穴）。

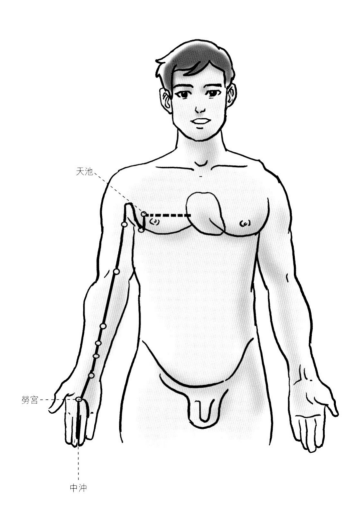

天池

勞宮

中沖

10. 手少陽三焦經

起於無名指尺側端（關沖穴），向上沿無名指尺側至手腕背面，上行尺骨、撓骨之間，通過肘尖，沿上臂外側向上至肩部，向前行入缺盆。上行到項，沿耳後（翳風穴），直上出耳上方，然後屈曲向下經面頰部至目眶下。

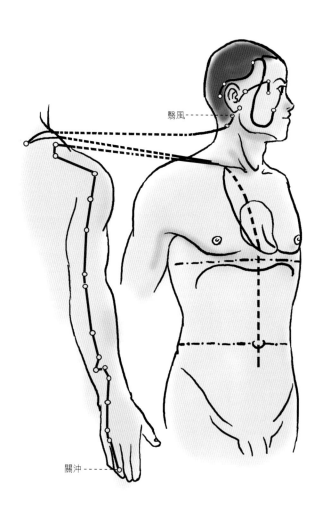

翳風

關沖

11. 足少陽膽經

起於目外眥（瞳子髎穴），上至頭角（頷厭穴）。再向下到耳後（完骨穴），再折向上行，經額部至眉上（陽白穴），又向後折至風池穴，沿頸下行．至肩上，左右交會於大椎穴，前行入缺盆。

分支：從耳後進入耳中，出走於耳前，至目外眥後方。

分支：從目外眥分出，下行至大迎穴，同手少陽經分佈於面頰部的支脈相合，行至目眶下，向下經過下頷角部下行至頸部。

直行者：從缺盆下行至腋，沿胸側，過季肋，下行至環跳穴處與前脈會合，再向下沿大腿外側、膝關節外緣，行於腓骨前面，直下至腓骨下端，淺出外踝之前，沿足背行出於足第四趾外側端（足竅陰穴）。

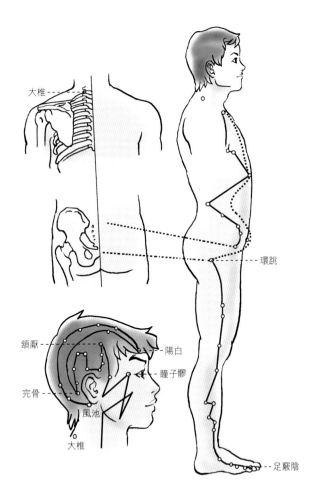

12. 足厥陰肝經

起於足大趾爪甲後叢毛處（大敦穴），向上沿足背至內踝前一寸處（中封穴），向上沿脛骨內緣，在內踝上八寸處交出足太陰脾經之後，上行過膝內側，沿大腿內側中線進入陰毛中，繞陰器，至小腹，挾胃兩旁，屬肝，絡膽，向上穿過膈肌，分佈於脅肋部。

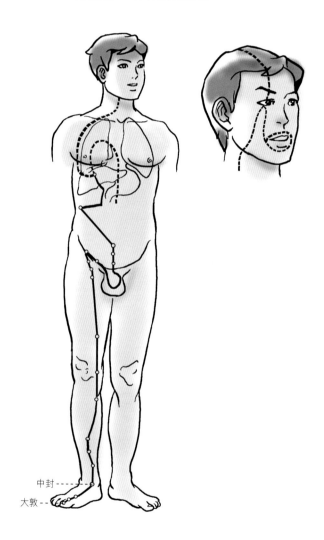

中封

大敦

奇經八脈

奇經八脈是督脈、任脈、沖脈、帶脈、陰蹻脈、陽蹻脈、陰維脈、陽維脈的總稱。

【督脈】

循行部位 起於胞中，下出會陰，沿脊柱裏面上行，至項後風府穴處進入顱內，絡腦。並由項沿頭部正中線，經頭頂、額部、鼻部、上唇，到上唇繫帶處。

基本功能 督，有總管、統率的意思。督脈行於背部正中，其脈多次與手足三陽經及陽維脈交會，能總督一身之陽經，故又稱為「陽脈之海」。

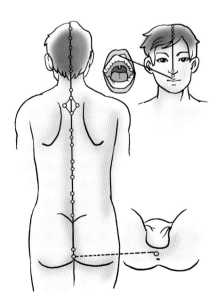

【任脈】

循行部位 起於胞中，下出會陰，經陰阜，沿腹部和胸部正中線上行，至咽喉，上行至下頜部，環繞口唇，沿面頰，分行至目眶下。

基本功能 任，有擔任、任受的意思。任脈行於腹面正中線，其脈多次與手足三陰及陰維脈交會，能總任一身之陰經，故又稱「陰脈之海」。任，又與「妊」意義相通。其脈起於胞中，與女子妊娠有關，稱「任主胞胎。」

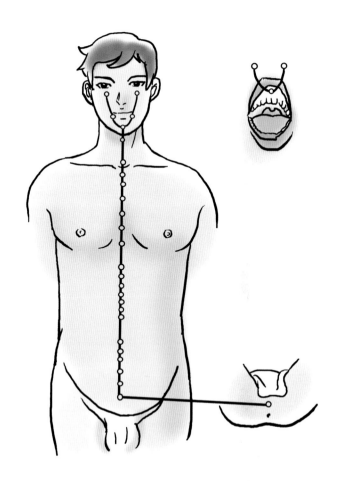

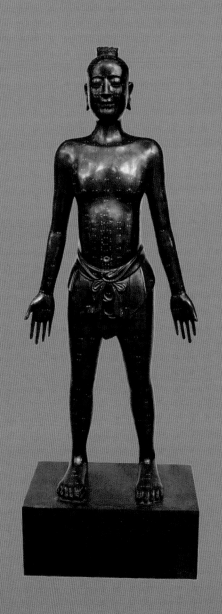

第二篇 116穴位針按圖解

解表穴

定　義　解表穴，是指凡能疏解肌表、促使發汗、解除表證的穴位。

特　點　通過袪除侵襲人體體表的邪氣而解除表證。該類穴位尚有鎮痛作用和止咳袪痰作用。

主　治　感冒所引起的惡寒發熱、頭痛身痛、鼻塞流涕、咳嗽等症。

常用穴位　風池、風府、太陽、大椎、風門。

風 池

歸　屬　足少陽膽經

定　位　平風府，胸鎖乳突肌與斜方肌上端之間凹陷中。

主　治　感冒，頭痛，頸項痛，眼病，鼻病。

應　用　可治療感冒及感冒引起的頭痛、鼻塞、肩背疼痛，為各類頭痛的首選穴位；也有降壓明目的作用，可治療高血壓、頭暈、近視眼及視物模糊。

方　法　**刺法**：向對側鼻子方向斜刺0.5～1.0寸。
　　　　　按摩：用雙手拇指按壓。
　　　　　灸法：少用。

名　釋　「風」指風邪的意思，「池」指能夠蓄水的窪地，引申作蓄聚的意思。在字面上，風池指可以蓄積風邪的穴位。

穴位找法

用拇指沿耳垂向頸後方尋找，兩筋之間的凹陷中，按壓時有酸痛感。

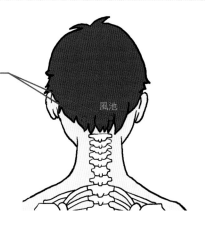

風池

風 府

歸　　屬	督脈

定　　位　後髮際正中直上1寸。

主　　治　中風，頭項病，神志病。

應　　用　此穴可以除風邪治療感冒；督脈於風府通於腦，可治療中風、精神失常、癲癇等神志病。

方　　法　**刺法**：向下頷方向緩慢刺入0.5～0.8寸，不可深刺！深部為延髓，針刺注意安全。

　　　　　　按摩：用手拇指按壓。

　　　　　　灸法：不灸。

名　　釋　「風」指風邪，「府」指聚集，指風府穴可以聚結風邪。

穴位找法

於後腦勺下方凹陷中。

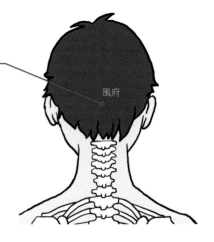

風府

太 陽

歸　屬　經外奇穴

定　位　眉梢與目外眥連線中點向後1寸凹陷中。

主　治　頭痛，眼病，口眼喎斜，面痛。

應　用　常用治療頭痛、偏頭痛；按摩此穴可以緩解眼睛疲勞、
視力模糊；也用於治療面神經麻痹、三叉神經痛。

方　法　**刺法**：頭痛可以直刺0.3～0.5寸；偏頭痛可向耳尖方向
針刺1寸；面神經麻痹向嘴角方向淺刺1.5寸；
三叉神經痛向下方深刺1～1.5寸。

　　　　　　按摩：可用輕揉和按壓。

　　　　　　灸法：少用灸法。

名　譯　經外奇穴名。

穴位找法

用食指沿眉梢與外眼角之間向鬢角方
向滑動時，所處到的骨頭凹陷中。

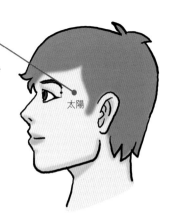

太陽

大椎

歸　屬　督脈

定　位　後正中線上，第七頸椎棘突下凹陷中。

主　治　發熱，頭痛，項背痛，癲狂。

應　用　可用於感冒發熱、頭痛、頸椎病引起的頸部及肩背痛；也用於治療癲狂等神志病。

方　法　**刺法**：斜刺0.5～1寸。
　　　　　　按摩：可用指壓及環狀按摩。
　　　　　　灸法：可灸。

名　釋　「大」有重要、偉大的意思，古代稱第一胸椎棘突處為大椎骨，因此將位在大椎骨上方的穴位，稱為「大椎」，表示是位在脊椎骨的重要穴位。

穴位找法

頭稍向前傾，於頸背交界處可以觸摸到一股凸出的背骨，為第七頸椎，大椎穴位於此處下方的凹陷中。

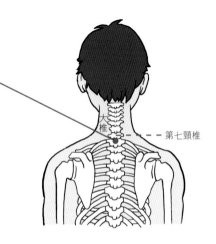

大椎

－－－－第七頸椎

風門

歸　屬	足太陽膀胱經

定　位　第二胸椎棘突下，旁開1.5寸。大椎下兩個突出的脊骨旁邊兩個橫指即是。

主　治　傷風，咳嗽，肩背痛。

應　用　風門為祛風的要穴，用於傷風感冒、咳嗽以及肩背疼痛。

方　法　刺法：斜刺0.5～0.7寸。不可深刺，以免產生氣胸。
按摩：可用點穴及按壓。
灸法：可灸，可拔火罐。

名　釋　風門是掌控身體的重要穴門，猶如一道藩籬，如果風邪入侵，則容易引發傷風咳嗽、發熱頭痛等症狀。在中醫命名中，風門又稱「熱府俞」，凡胸中之熱風都需要從此瀉之，所以命名為「風門」。

穴位找法

大椎下兩個突出的脊骨旁邊兩個橫指。

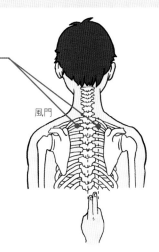

風門

清熱穴

定　義

清熱穴，是指具有清熱瀉火、涼血解毒作用的穴位。

特　點

根據清熱作用的不同，分別選用：如清心熱用曲澤，清肺熱用尺澤，清肝熱用太沖，清胃熱用內庭等。

主　治

用於治療各種熱症。

常用穴位

耳尖、小海、曲澤、尺澤、魚際、曲池、合谷、外關、支溝、八邪、陽陵泉、復溜、太沖、內庭、八風。

耳 尖

| 歸　屬 | 經外奇穴（耳穴） |

歸　屬　經外奇穴（耳穴）

定　位　折耳向前，在耳廓上端。

主　治　熱病，偏正頭痛，目痛。

應　用　感冒發熱，頭痛，高血壓，目赤腫痛。

方　法　**刺法**：直刺0.1～0.2寸。多用三棱針點刺出血。

　　　　　按摩：可用拇指食指相對按壓。

　　　　　灸法：可灸。

名　釋　「耳」指耳朵，「尖」是尖端，耳尖指耳朵的尖端。

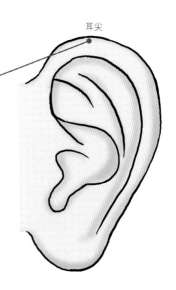

耳尖

穴位找法

　耳朵上方，尖端處。

小　海

歸　屬	手太陽小腸經

定　位　屈肘，尺骨鷹嘴與肱骨內上髁之間。

主　治　肩肘臂痛，頭痛。

應　用　常用於高爾夫肘的治療以及上肢損傷。

方　法
刺法：直刺0.3～0.5寸。
按摩：可用拇指按摩此穴。
灸法：可灸。

名　釋　「小」指幼小，意指「少陰經」，「海」是百川的匯聚。「小海」是與少陰經脈匯聚有關的穴位。

穴位找法

曲肘時，肘尖內側的凹陷中。

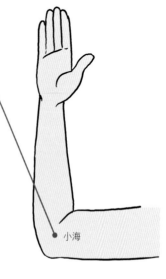

小海

曲 澤

| 歸　屬 | 手厥陰心包經 |

歸　屬 手厥陰心包經

定　位 肘橫紋上，當肱二頭肌腱的尺側緣。

主　治 心胃病，肘臂痛。

應　用 心慌，心前區悶痛，急性胃腸炎嘔吐腹瀉，肘臂酸痛。

方　法 **刺法**：直刺0.5～0.8寸。急性胃腸炎可於此穴放血。
按摩：可用局部按摩。
灸法：可灸。

名　釋 「曲」是彎曲，「澤」是水匯集的地方，與「池」相比較，「澤」淺而廣。

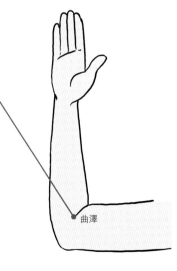

穴位找法

半曲肘時，肘橫紋中點的大筋內側。

曲澤

116穴位針按圖解

清熱穴

57

尺 澤

歸　　屬	手太陰肺經

定　位　肘橫紋中，肱二頭肌腱的橈側緣。

主　治　咳喘，胸痛，咽喉痛，上臂內側痛。

應　用　用於治療感冒咳嗽、氣喘、胸部悶痛、咽喉腫痛、肘臂酸痛。

方　法
刺法：直刺0.5～0.8寸。
按摩：指壓或按揉。
灸法：可灸。

名　釋　「尺」是指肘部，「澤」是水澤、水聚之處，「尺澤」便是人體肘部凹陷如水澤的穴位。

穴位找法

半曲肘時，肘橫紋中點的大筋外側。

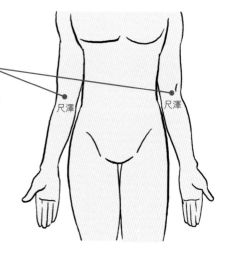

尺澤　　　　尺澤

魚 際

歸　　屬	手太陰肺經
定　　位	第一掌骨中點，赤白肉際處。
主　　治	咳嗽，肺熱咯血，咽痛，發熱。
應　　用	多用肺熱引起的咳嗽、咳血、咽喉腫痛、發燒。
方　　法	**刺法**：直刺0.5～0.8寸。 **按摩**：用手指按壓或按揉。 **灸法**：可灸。
名　　釋	「魚」是魚腹，「際」是邊際，「魚際」是位於人體突出如魚腹旁的穴位。

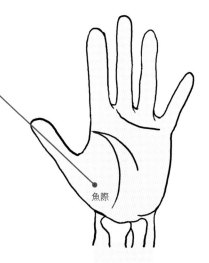

穴位找法

拇指側掌骨中點，手掌
與手背交界處。

魚際

曲　池

歸　　屬	手陽明大腸經
定　　位	屈肘，肘橫紋橈側端凹陷中。
主　　治	一切熱病。
應　　用	感冒發燒，熱病，風疹，皮膚瘙癢，上肢不遂，肩肘關節痛。

方　　法

刺法：直刺0.8～1.2寸。

按摩：用拇指指腹按揉。

灸法：可灸。

名　　釋

「曲」是彎曲，「池」是水池，「曲池」指人體彎曲、凹陷如水池般的穴位。

穴位找法

屈肘，於肘橫紋外側凹陷中是穴，指壓時有酸痛感。

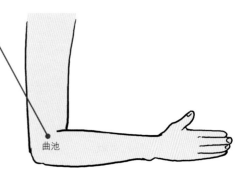

曲池

合谷

| 歸　屬 | 手陽明大腸經 |

歸　屬　手陽明大腸經

定　位　第一、二掌骨間，第二掌骨橈側中點。

主　治　面口部病（「面口合谷收」），胃腸病，皮膚病，發熱，上肢病。

應　用　感冒發燒，咽喉痛，牙痛，面神經麻痹，三叉神經痛，各種疼痛，上肢病變。

方　法　**刺法**：直刺0.5～0.8寸。
　　　　　按摩：用拇指按壓。
　　　　　灸法：可灸。

名　釋　「合」是合攏，「合谷」是低陷如山谷的穴位。又名虎口。

穴位找法

拇食指拼攏，肌肉隆起的最高處。連接處，順勢注手背按壓下去的地方就是合谷穴。

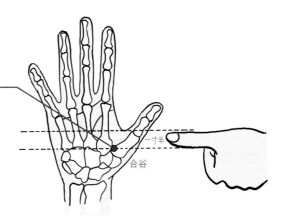

一寸半

合谷

外 關

| 歸　屬 | 手少陽三焦經 |

歸　屬 手少陽三焦經

定　位 陽池與肘尖連線上，腕背橫紋上2寸，橈、尺骨之間。

主　治 熱病，脅痛，偏頭痛，耳病，上肢病。

應　用 感冒發熱，胸脅痛，偏頭痛，耳鳴耳聾，上肢不遂疼痛。

方　法 **刺法**：直刺0.5～1寸。
按摩：手指按揉。
灸法：可灸。

名　釋 「外」是外部，意指體表，「關」是關聯、聯絡，「外關」是與外部體表有關聯的穴位。

穴位找法

腕背橫紋上2寸
（約三橫指），
兩骨之間。

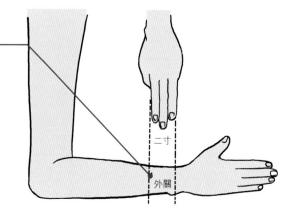

二寸

外關

支 溝

歸　屬　手少陽三焦經

定　位　陽池與肘尖連線上，腕背橫紋上3寸，橈、尺骨之間。

主　治　耳鳴耳聾，脅痛，便秘，熱病。

應　用　可用於感冒發熱、熱病便秘、肝氣不舒引起的胸脅脹痛、耳聾耳鳴。

方　法　**刺法**：直刺0.5～1寸。
　　　　　按摩：手指按壓。
　　　　　灸法：可灸。

名　釋　「支」通「肢」，意指上肢，「溝」是溝渠，「支溝」是人體上肢凹陷如溝渠的穴位。

穴位找法

腕背橫紋上3寸（約四橫指），兩骨之間。

三寸

支溝

八 邪

歸　屬	經外奇穴
定　位	微握拳，在手背五指之間的縫紋端，指蹼緣後方赤白肉際處，每手四穴，左右兩手共八穴。
主　治	手背腫痛，手指麻木。
應　用	中風患者手指屈伸不力，手指麻木，手背腫脹。
方　法	**刺法**：向上斜刺0.5～0.8寸。 **按摩**：可用拇指按揉。 **灸法**：可灸。
名　釋	經外奇穴名。

穴位找法

手背五指間的縫紋端，每手四穴，雙手八穴。

八邪

陽陵泉

歸　屬	足少陽膽經
定　位	腓骨頭前下方凹陷中。
主　治	下肢痿痺，脅肋痛，消化病。
應　用	半身不遂，坐骨神經痛，胸脅脹痛，肝膽熱引起的口苦、胃酸過多、嘔吐。
方　法	**刺法**：直刺或斜向下刺1〜1.5寸。 **按摩**：按揉。 **灸法**：可灸。
名　釋	古代以「外」為「陽」，「陵」是山陵，「泉」是水泉，「陽陵泉」是位於人體某部位外側凹陷處，猶如山陵下水泉的穴位。

穴位找法

膝蓋後下方，可找到一突出的圓骨，在其前下方一橫指處。

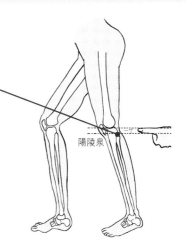

陽陵泉

復溜

歸　屬　足少陰腎經

定　位　太溪直上2寸，當跟腱之前緣。

主　治　汗病。

應　用　盜汗，自汗，熱病汗不出。

方　法　**刺法**：直刺0.5～0.8寸。
　　　　　按摩：用指腹按壓或按揉。
　　　　　灸法：可灸。

名　釋　復，同「伏」，深伏；溜，流動。穴在內踝上，經氣至此已深伏流動。

穴位找法

內踝上2寸（約三橫指），跟腱前方。

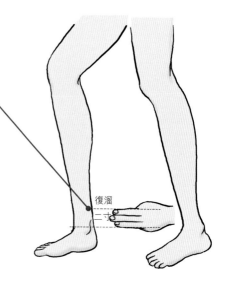

復溜
二寸

太 沖

歸　屬	足厥陰肝經
定　位	第一、二跖骨結合部前方凹陷中。
主　治	頭痛、眩暈，鬱證，胸脅痛，目痛，足跗痛，疝氣。
應　用	肝火肝陽引起的頭痛、眩暈、目赤腫痛，肝氣不舒引起的胸脅痛、鬱證。
方　法	**刺法**：直刺0.5～0.8寸。 **按摩**：手指按壓或按揉。 **灸法**：可灸。
名　釋	「太」同大，有「盛大」的意思，「沖」是重要部位；「太沖」指人體重要部位，表示為脈氣盛大的穴位。

穴位找法

從大腳趾與第二趾之間，注腳背方向約1.5寸處的凹陷中。

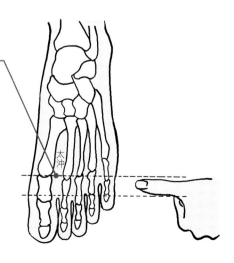

內 庭

歸　屬　足陽明胃經

定　位　第二、三趾間，趾蹼緣後方赤白肉際處。

主　治　齒痛，面痛，消化不良，熱病。

應　用　可以清瀉胃熱，治療胃火牙痛、三叉神經痛、腹脹消化不良。

方　法　**刺法**：直刺或斜刺0.3～0.5寸。
　　　　　按摩：可用拇指按壓。
　　　　　灸法：可灸。

名　釋　「內」是門內，「庭」是庭院，「內庭」是人體如門內庭院的穴位。

穴位找法

足第二、三趾縫紋端處。

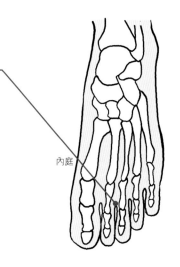

內庭

八風

歸　　屬	經外奇穴
定　　位	足背，足五趾之間的縫紋端，趾蹼緣後方赤白肉際處，每足四穴，左右兩足共八穴。
主　　治	足背腫痛，足趾麻木。
應　　用	下肢不遂，足背腫脹麻木。
方　　法	**刺法**：斜刺0.5～0.8寸。 **按摩**：可用拇指按揉。 **灸法**：可灸。
名　　釋	經外奇穴名。

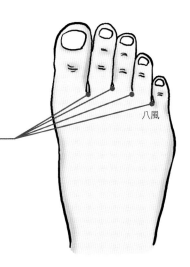

八風

穴位找法

足背五足趾間的縫紋端。

理氣穴

定　義
理氣穴，是指具有調理氣機作用、可使氣行通順的穴位。

特　點
氣機不暢主要包括氣滯與氣逆。氣滯宜行氣，氣逆宜降氣。

主　治
用於治療肝鬱氣滯、脾胃氣滯、肺氣壅滯、胃氣上逆等證。

常用穴位
膻中、期門、日月、章門、肝俞。

膻 中

歸　屬	任脈
定　位	前胸正中線上，平第四肋間隙，即兩乳頭連線的中點。
主　治	胸悶，咳喘，氣機不暢。
應　用	心肺病變引起的胸悶、心悸、呼吸不暢、咳嗽、氣喘。
方　法	**刺法**：平刺0.3～0.5寸。 **按摩**：可用食指按揉。 **灸法**：可灸。
名　釋	「膻」為心臟阻擋邪氣的隔膜，「中」為正中央的意思。

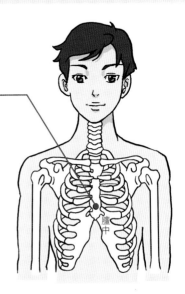

穴位找法

前胸，兩乳頭連綫的中點。

膻中

期 門

歸　屬　足厥陰肝經

定　位　乳頭直下，第六肋間隙。

主　治　肝膽病。

應　用　可治療脅痛、腹脹、吐酸、胃痛、肋間神經痛、膽囊炎所致的疼痛。

方　法　**刺法**：斜刺0.3～0.5寸。不宜深刺，避免傷及內臟。
　　　　　按摩：用食指按壓或環狀按揉。
　　　　　灸法：可灸。

名　釋　「期」指周期，「門」指出入要地。十二經血氣之運行，從手太陰肺經雲門開端，最後抵達足厥陰肝經期門，以此循環，周而復始。故以此命名。

穴位找法

乳頭直下兩個肋間（乳頭處為第四肋間）。

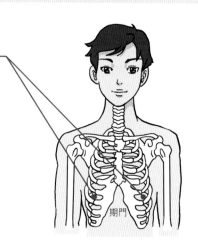

期門

日 月

歸 屬	足少陽膽經
定 位	乳頭直下，第七肋間隙。
主 治	胸胃病。
應 用	可治療胸脅痛、嘔吐、吞酸、黃疸、膽囊炎所致的疼痛。
方 法	**刺法**：斜刺0.3～0.5寸；不宜深刺，避免傷及內臟。 **按摩**：用食指按壓或環狀按揉。 **灸法**：可灸。
名 釋	「日」表示太陽、白晝，「月」為夜晚，所以「日月」就是陰陽的意思。是可調和、掌管人體機能，並維持健康的重要穴位。別名為「神光」。

穴位找法

乳頭直下三個肋間。

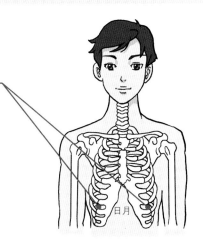

日月

章門

歸　屬 足厥陰肝經

定　位 第十一肋游離端下方。

主　治 脾胃病。

應　用 可治療脅痛、胃痛、嘔吐、腸鳴、腹瀉、消化不良。

方　法 **刺法**：斜刺0.3～0.5寸；不宜深刺，避免傷及內臟。
按摩：用手指按壓或環狀按揉。
灸法：可灸。

名　釋 「章」指彰盛，「門」指出入要地。

穴位找法

雙手交叉於胸前，食指按壓在鎖骨內側端，此時，肘尖的部位即是章門穴。

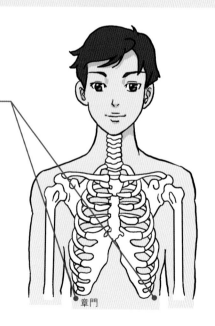

章門

肝 俞

| 歸　屬 | 足太陽膀胱經 |

歸　屬　足太陽膀胱經

定　位　第九胸椎棘突下，旁開1.5寸。

主　治　肝膽脾胃病。

應　用　脅痛，胃痛，膽囊炎，高血壓，眼病。

方　法　**刺法**：斜刺0.5～0.8寸；不宜深刺，避免傷及內臟。

　　　　　　按摩：用手指指腹按壓。

　　　　　　灸法：可灸。

名　釋　「肝」指肝臟，「俞」是經氣注入的地方，有灌輸的
意思。

穴位找法

第九胸椎棘突下，旁邊兩個
橫指。

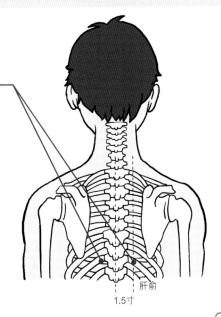

肝俞

1.5寸

理血穴

定　義

理血穴，是指用於調理血行的一類穴位。

特　點

人體氣血之間關係密切，氣行則血行，氣滯則血凝，故在活血祛瘀時，常配合理氣，以增強行血散瘀的作用。

主　治

血行不暢、經脈阻滯，寒凝瘀阻、胸脅或肢節疼痛及外傷所致的瘀塊腫痛等症。

注　意

因活血有促進血行的作用，月經過多者、孕婦忌用。

常用穴位

子宮、膈俞、次髎、太淵、血海、三陰交、隱白。

子宮

歸　屬	經外奇穴
定　位	臍下4寸，旁開3寸。
主　治	婦科、男性病。
應　用	月經不調，不孕，遺精，陽痿。
方　法	**刺法**：直刺0.5～0.8寸。 **按摩**：用指腹按壓或按揉。 **灸法**：可灸。
名　釋	經外奇穴名。

穴位找法

中極旁開3寸。

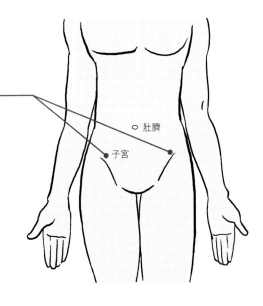

肚臍

子宮

膈 俞

歸　屬	足太陽膀胱經
定　位	第七胸椎棘突下，旁開1.5寸。
主　治	血病，胃病等。
應　用	吐血，便血，風疹，胃痛，咳喘，心胸痛。
方　法	**刺法**：斜刺0.5～0.8寸，不可深刺，以免產生氣胸。 **按摩**：用指腹按壓或按揉，可以緩解胃痛。 **灸法**：可灸。
名　釋	「膈」指橫膈，「俞」是經氣注入的地方，有灌輸的意思。

穴位找法

雙手自然下垂，肩胛下角平第七胸椎，旁邊兩個橫指。

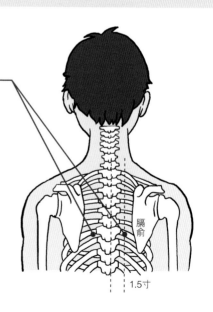

膈俞

1.5寸

次 髎

歸 屬	足太陽膀胱經

定 位 第二骶後孔，與上髎、中髎、下髎合稱八髎。

主 治 婦科病和男性病。

應 用 腰骶痛，痛經，不孕，月經不調，遺精，陽萎，遺尿，小便不利。

方 法 刺法：直刺0.8～1寸。
按摩：單穴用指腹按壓或按揉，或雙手相疊按壓八髎。
灸法：可灸。

名 釋 「髎」為洞穴、石窟，是骨頭中間空的縫隙，臀部的扁平骨稱為骶骨，在骶骨左右兩側各有四個凹陷，從上而下的四個穴位分別為上髎、次髎、中髎、下髎，合稱「八髎」。

穴位找法 拇指按在腰骶正中交界處，其餘四指自然分佈在骶骨一側，自食指至小指分別為上、次、中、下髎穴。

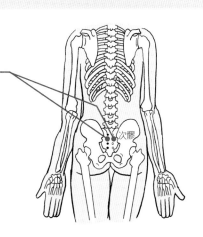
次髎

太淵

歸　屬	手太陰肺經
定　位	腕橫紋中，橈動脈搏動處。
主　治	肺病，無脈症。
應　用	胸痛，咳嗽，氣喘，無脈症，腕關節痛。
方　法	**刺法**：直刺0.2～0.3寸。 **按摩**：用指腹按壓。 **灸法**：可灸。
名　釋	「太」是大、旺盛，「淵」是深潭，「太淵」是人體脈氣旺盛如深潭的穴位。

穴位找法

腕橫紋中，動脈跳動處。

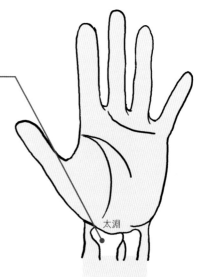

太淵

血 海

歸　屬　足太陰脾經

定　位　髕骨內側端上2寸。

主　治　月經病，皮膚病，痺痛。

應　用　月經不調，痛經，閉經，風疹，濕疹，皮膚瘙癢，關節痛。

方　法　刺法：直刺0.5～0.8寸。

按摩：用指腹按壓或按揉。

灸法：可灸。

名　釋　「血」是血氣，「百川匯聚」為「海」，「血海」就是人體經脈、血氣歸聚的穴位。

穴位找法

患者屈膝，醫者手掌心按在患者對側髕骨上，中指放在髕骨正上方，其餘手指自然分開，拇指尖下。

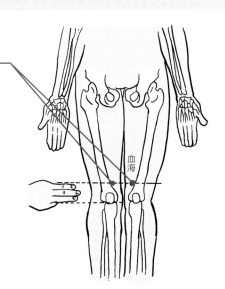

三陰交

歸　　屬	足太陰脾經

定　　位 　內踝尖上3寸，脛骨內側緣後方。

主　　治 　脾胃病，下腹病。

應　　用 　腹痛，腹瀉，消化不良，婦科病（痛經，月經不調，不孕等），泌尿生殖病（遺尿，小便不利，遺精，陽萎等）。

方　　法
刺法：直刺0.5～1寸。
按摩：用指腹按壓或按揉。
灸法：可灸。

名　　釋 　「三陰」指足三陰經，「交」是交會，「三陰交」是足三陰經交會的穴位。

穴位找法

內踝尖上3寸（四橫指），胃後方。

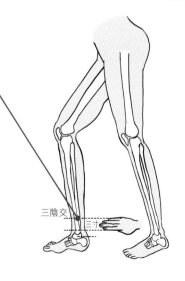

三陰交
三寸

隱 白

歸　屬　足太陰脾經

定　位　大趾末節內側，距趾甲角0.1寸。

主　治　腹脹，泄瀉，血證，神志病。

應　用　脾胃功能失調所致的腹脹、腹瀉，便血，月經量多以及癲狂。

方　法　**刺法**：斜刺0.1寸，或三棱針點刺出血。
　　　　　　按摩：用指腹按壓。
　　　　　　灸法：艾炷灸用於多夢。

名　釋　「隱」表示隱藏，「白」則指白肉，喻其穴隱於赤白肉之處。

穴位找法

沿大趾內側緣畫一條垂直線，於大趾基底畫一條水平線，兩綫交叉處。

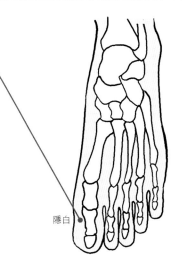

隱白

調腸穴

定　義	調腸穴，是指具有通便止瀉、調理胃腸作用的穴位。
特　點	此類穴位具有雙向調節作用，既能通便，又能止瀉。
主　治	治療急、慢性腸炎引起的腹瀉、便秘。
常用穴位	天樞、大腸俞。

天　樞

歸　屬	足陽明胃經
定　位	臍中旁開2寸。
主　治	治大腸病，既通便，又止瀉。
應　用	腹脹，腹痛，便秘，腹瀉。
方　法	**刺法**：直刺0.8～1.2寸。 **按摩**：用指腹按壓或按揉。 **灸法**：可灸。
名　釋	天是上部之氣，樞為樞紐；清氣達胃府，上通肺金，轉濁氣出腸部，故名天樞。天樞因位於肚臍旁，宛若上、下腹部的分界點，因此得名。

穴位找法

臍旁2寸（約三橫指）。

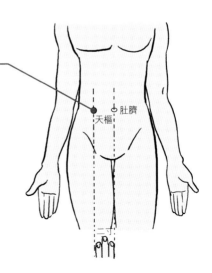

肚臍

天樞

二寸

大腸俞

歸 屬	足太陽膀胱經
定 位	第四腰椎棘突下，旁開1.5寸。
主 治	大腸病，腰痛。
應 用	腹脹，腹瀉，便秘，腰腿痛。

方 法

刺法：直刺0.8～1寸。

按摩：用指腹按壓或按揉。

灸法：可灸。

名 釋

俞穴是臟腑之氣在背部輸注、轉輸的部位，「大腸俞」就是對應大腸的俞穴。

穴位找法

第四腰椎棘突下（雙側髂脊高點平第四腰椎），旁邊兩個橫指。

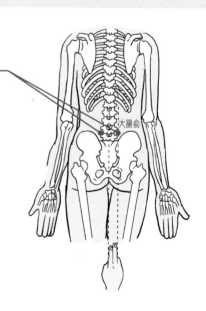

大腸俞

安神穴

定　義　安神穴，是指具有安定神志、寧心除煩作用的穴位。

特　點　心主神明，心靜則神安，血養神則神寧。故常用養血安神為主。

主　治　神志不安引起的心悸、怔忡、失眠、煩躁、驚狂等病證。

常用穴位　安眠、心俞、內關、神門。

安 眠

歸　　屬	經外奇穴
定　　位	翳風與風池連線的中點。
主　　治	安眠。
應　　用	失眠，頭痛。
方　　法	**刺法**：直刺0.5～0.8寸。 **按摩**：用指腹按壓或按揉。 **灸法**：可灸。
名　　釋	經外奇穴名。

穴位找法

翳風與風池連綫的中點。
耳後約兩橫指處，按壓時
有酸痛感。

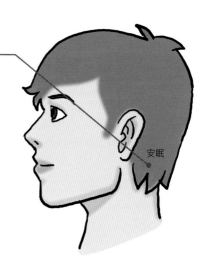

安眠

心俞

歸　　屬	足太陽膀胱經

定　　位 第五胸椎棘突下，旁開1.5寸。

主　　治 心病。

應　　用 心悸，心痛，健忘，盜汗，癲狂。

方　　法 刺法：斜刺0.5～0.8寸。不可深刺，以免產生氣胸。

按摩：用指腹按壓。

灸法：可灸。

名　　釋 「心」指心臟，「俞」是經氣注入的地方，有灌輸的意思。

穴位找法

第五胸椎棘突下，旁邊兩個橫指。

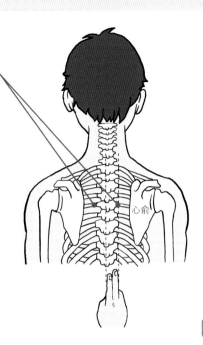

心俞

內 關

歸 屬 手厥陰心包經

定 位 腕橫紋上2寸，掌長肌腱與橈側腕屈肌腱之間。

主 治 心胸胃病。

應 用 心痛，心悸，胸悶，胃痛，噁心，嘔吐，呃逆，失眠，癲狂。

方 法
刺法：直刺0.5～0.8寸。
按摩：用指腹按壓或按揉。
灸法：可灸。

名 釋 「內」指內臟，「關」是關聯、聯絡，「內關」是與人體內臟有關聯的穴位。

穴位找法

腕橫紋上2寸（約三橫指），兩筋間。

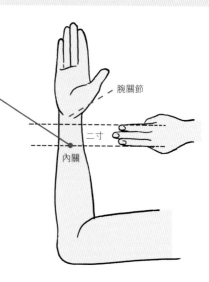

腕關節

二寸

內關

神 門

| 歸 屬 | 手少陰心經 |

| 定 位 | 掌側腕橫紋尺側端，尺側腕屈肌腱橈側緣。 |

| 主 治 | 心胸，神志病。 |

| 應 用 | 有較好的鎮靜安神鎮痛作用。用於心痛、心煩、心悸、失眠、健忘、神志失常。 |

| 方 法 | **刺法**：直刺0.3～0.5寸。
按摩：用指腹按壓或按揉。
灸法：可灸。 |

| 名 釋 | 「神」是心神，「門」是出入之處，「神門」是心神出入的穴位。 |

穴位找法

小指側腕橫紋上，大筋內側。

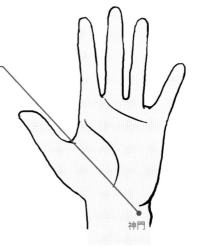

神門

止痛穴

定　義

止痛穴，是指具有通經活絡、鎮靜止痛作用的穴位。

特　點

中醫認為疼痛的病機為"不通則痛"，"通則不痛"。針灸能行氣血達到"通"的狀態，改善致痛的病理條件，起到止痛的作用。

主　治

用於治療全身各部疼痛病症。

常用穴位

印堂、下關、頰車、天柱、率谷、中極、肩井、天宗、腰眼、落枕、腰痛點、梁丘、膽囊、闌尾、環中、委中、承山、地機、承筋。

印 堂

| 歸　　屬 | 經外奇穴 |

歸　屬 經外奇穴

定　位 兩眉頭連線的中點。

主　治 頭痛，鼻病。

應　用 頭痛，鼻塞，過敏性鼻炎，暈車暈船。

方　法 **刺法：**提捏皮膚，向下平刺0.3～0.5寸。
　　　　 按摩：用指腹按壓或按揉。
　　　　 灸法：可灸。

名　釋 印堂，在兩眉之間。表示穴位在兩眉頭連線的中間部位。

穴位找法

　兩眉之間。

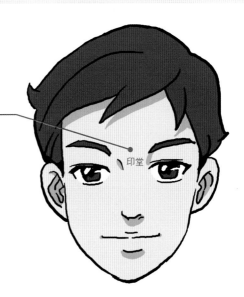

印堂

下 關

| 歸　屬 | 足陽明胃經 |

歸　屬 足陽明胃經

定　位 顴弓下緣，下頜骨髁突前方凹陷中。

主　治 耳、齒病。

應　用 耳鳴，耳聾，牙痛，三叉神經痛，面神經麻痺，下頜關節痛。

方　法 **刺法**：直刺0.3～0.5寸。
按摩：用指腹按壓或按揉。
灸法：可灸。

名　釋 「下」指下方，「關」指門門的橫木。

穴位找法

耳前，顴弓下方凹陷中，
閉口是穴，張口即無。

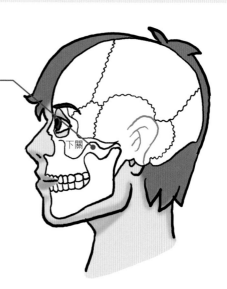

下關

頰車

歸　屬	足陽明胃經
定　位	下頜角前上方1橫指，當咀嚼時咬肌隆起處。
主　治	口面病。
應　用	面神經麻痹，牙痛，牙關緊閉，面腫，三叉神經痛。
方　法	**刺法**：直刺0.3～0.5寸，或向地倉方向平刺0.7～1寸。 **按摩**：用指腹按壓或按揉。 **灸法**：可灸。
名　釋	「頰」指臉部兩側，兩頰在臉部如同貫穿車軸的金屬鏈，所以下顎骨古稱「頰車骨」，因為穴位在下顎，所以以「頰車」命名。

穴位找法

咬牙時，咬肌隆
起的最高點處。

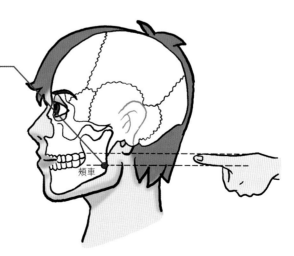

頰車

天 柱

| 歸　屬 | 足太陽膀胱經 |

| 定　位 | 後髮際邊緣，斜方肌外側凹陷處。 |

| 主　治 | 頸項、肩背病。 |

| 應　用 | 頸椎病引起的頸項疼痛、僵硬、肩背痛、頭痛、落枕。 |

| 方　法 | **刺法**：直刺0.5～0.8寸。
按摩：用指腹按壓或按揉。
灸法：可灸。 |

| 名　釋 | 天，天空；柱，支柱。古稱頸椎為「天柱骨」，穴在其旁。 |

穴位找法

後髮跡水平，頸部兩條大筋外側凹陷處。

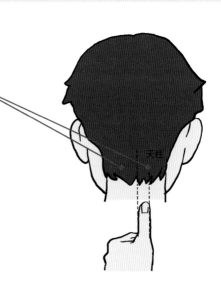

天柱

率 谷

歸　屬	足少陽膽經
定　位	耳尖直上，入髮際1.5寸。
主　治	頭痛。
應　用	偏頭痛，眩暈。
方　法	**刺法**：直刺0.5～0.8寸。 **按摩**：用食指指腹按揉。 **灸法**：可灸。
名　釋	率，統率；谷，山谷。穴在耳上，為以「谷」命名為諸穴的最高者，如諸谷之統率。

穴位找法

耳尖直上1.5寸（約兩橫指）。

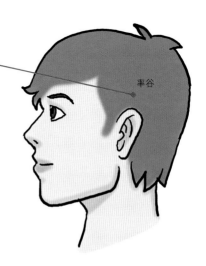

率谷

中 極

歸　屬　任脈

定　位　前正中線上，臍中下4寸。

主　治　膀胱病。

應　用　遺尿，遺精，尿頻，小便不利，月經不調，痛經，帶下。

方　法　**刺法**：直刺0.5～1寸；不宜過深針刺，避免傷及膀胱、子宮，故針前排尿，孕婦慎用。

按摩：仰臥位用手指按壓。

灸法：可灸。

名　釋　「中」指中點，「極」指盡頭處。

穴位找法

臍下4寸（臍中至恥骨聯合為5寸）。

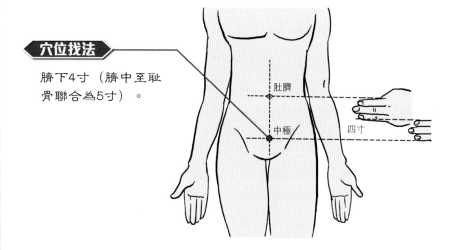

肩 井

歸　　屬	足少陽膽經

定　　位	在肩上，當大椎與肩峰連線的中點。

主　　治	頸項、肩背痛，乳癰。

應　　用	頸項強痛，肩背痛，高血壓，乳汁不下，乳腺炎，難產。

方　　法

刺法：直刺0.3～0.5寸。深部正當肺尖，不可深刺，以免產生氣胸。

按摩：用指腹按壓或按揉。

灸法：可灸。

名　　釋

「肩」指肩膀的意思，「井」指汲水的坑洞，肩井穴位在肩上凹陷的地方，因為凹陷頗深，就像深井一般，因此得名。

穴位找法

雙手抱肩，中指所指處。

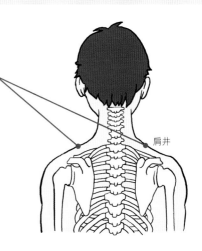

肩井

天 宗

歸　屬　手太陽小腸經

定　位　肩胛骨岡下窩中央凹陷中。

主　治　肩胛痛。

應　用　肩胛、上背痛，肩周炎。

方　法　**刺法**：直刺0.5～0.7寸。

　　　　　按摩：用指腹按壓或按揉。按壓此穴可以舒緩上背及
　　　　　肩胛疼痛。

　　　　　灸法：可灸。

名　釋　「天」為高處，表示位在身體上方，「宗」有聚集的
　　　　　意思。

穴位找法

肩胛骨岡下窩中央，按壓
時有酸痛感。

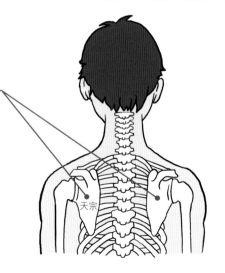

天宗

腰 眼

歸　屬	經外奇穴
定　位	第四腰椎棘突下兩側，旁開約3.5寸，俯臥位時出現凹陷處。
主　治	腰部病。
應　用	用於腰骶痛，下肢痿痹。
方　法	刺法：直刺0.5～1寸。 按摩：用拇指腹按壓或按揉。 灸法：可灸。
名　釋	經外奇穴名。

穴位找法

俯臥位時腰部兩側出現凹陷處，看似眼睛，故名。

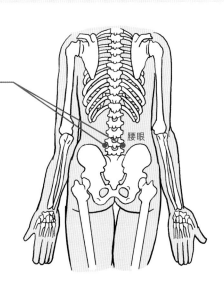

腰眼

落 枕

歸　　屬	經外奇穴
定　　位	手背第二、三掌骨之間，指掌關節後0.5寸。
主　　治	落枕。
應　　用	落枕，頸部活動受限。
方　　法	**刺法**：直刺0.5～0.8寸，留針過程中囑患者活動頸部。 **按摩**：用指腹按壓或按揉。 **灸法**：可灸。
名　　釋	用於治療落枕的穴位。

穴位找法

手背第二、三掌骨間上方，握拳時呈現的凹陷中是穴。

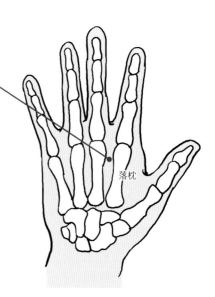

落枕

腰痛點

歸　　屬	經外奇穴

定　　位　手背，當第二、三掌骨及第四、五掌骨之間，腕橫紋與掌指關節中點處，一手兩穴。

主　　治　急性腰扭傷。

應　　用　治療急性腰扭傷，治療的同時囑患者活動腰部。

方　　法　**刺法**：由兩側向掌中斜刺0.5～0.8寸。
　　　　　　　按摩：用四個手指分別揉動雙側穴位。
　　　　　　　灸法：少用。

名　　釋　有助於治療腰部疼痛的穴位。

穴位找法

掌骨中點，第二、三及第四、五掌骨之間的凹陷中。

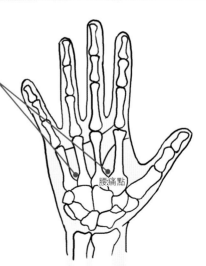

腰痛點

梁 丘

歸　　屬	足陽明胃經
定　　位	屈膝，在髖骨外上緣上2寸。
主　　治	胃痛，膝病。
應　　用	胃痛，胃痙攣，膝關節痛，屈伸不利。
方　　法	**刺法**：直刺0.5～0.8寸。 **按摩**：用指腹按壓或按揉。 **灸法**：可灸。
名　　釋	「梁」是山梁，「丘」是丘陵，「梁丘」是人體突起如山梁、丘陵部位的穴位。

穴位找法

患者屈膝，醫者手掌心按在患者同側臏骨上，中指按在髖骨正上方，其餘手指自然分開，拇指尖下。

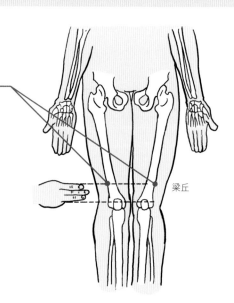

梁丘

膽 囊

歸　屬	經外奇穴
定　位	陽陵泉直下1～2寸，壓痛處即是。
主　治	膽囊炎。
應　用	急慢性膽囊炎，膽結石疼痛，下肢痿痹。
方　法	**刺法**：直刺0.8～1.2寸。 **按摩**：用指腹按壓或按揉。 **灸法**：可灸。
名　釋	經外奇穴名。

穴位找法

陽陵泉下壓痛處。

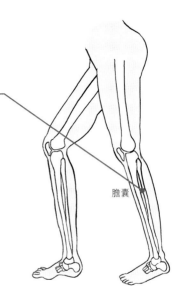

膽囊

闌 尾

歸　屬　經外奇穴

定　位　足三里直下2寸，壓痛處即是。

主　治　闌尾炎。

應　用　急慢性闌尾炎，消化不良，下肢癱瘓。

方　法　刺法：直刺1～1.2寸。
按摩：用指腹按壓或按揉。
灸法：可灸。

名　釋　經外奇穴名。

穴位找法

足三里下約2寸壓痛處。

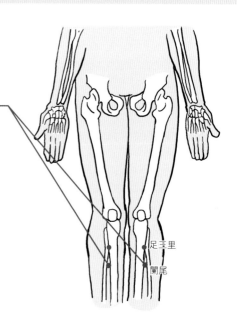

足三里
闌尾

環 中

歸　屬　經外奇穴

定　位　俯臥位，臀部隆起的中點處。

主　治　下肢病症。

應　用　腰腿痛，坐骨神經痛，下肢不遂。

方　法　**刺法**：直刺2～2.5寸。
　　　　　按摩：用肘尖按壓。
　　　　　灸法：可灸。

名　釋　「環」有圍繞的意思，外型特徵猶如圓形中空物。
　　　　　「中」指中間的意思。

穴位找法

臀部肌肉的中點處，
俯臥取穴。

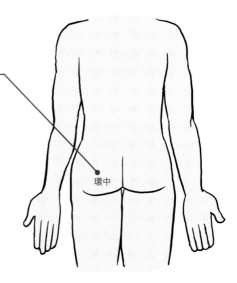

環中

委 中

歸　屬　足太陽膀胱經

定　位　膕窩橫紋中點，股二頭肌腱與半腱肌腱中間。

主　治　腰痛，小便不利。

應　用　用於腰膝痛、下肢不遂、急性胃腸炎。

方　法　**刺法**：直刺0.5～1寸，或用三棱針點刺出血。
　　　　　按摩：用指腹按壓或按揉。
　　　　　灸法：可灸。

名　釋　「委」是委曲，「中」是正中，「委中」是位於人體彎曲部位正中央的穴位。

穴位找法

膕窩橫紋正中點。

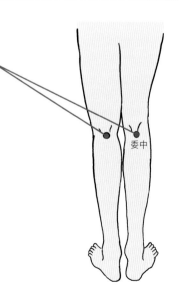

委中

承 山

歸　屬　足太陽膀胱經

定　位　在腓腸肌肌腹下，委中與跟腱的連線上，委中穴下八寸處。

主　治　腰腿痛，痔疾。

應　用　腰腿痛，腓腸肌痙攣，痔瘡，便秘。

方　法　**刺法**：直刺0.8～1.2寸。
　　　　　按摩：用指腹按壓或按揉。
　　　　　灸法：可灸。

名　釋　「承」是承接，「山」是山谷，「承山」是承接人體如山谷部位之下的穴位。

穴位找法

當伸直小腿或上提足跟時，腓腸肌腹下尖角凹陷處。

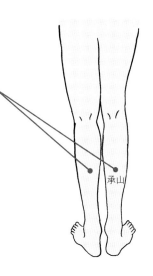

承山

地 機

歸　屬　足太陰脾經

定　位　陰陵泉下3寸，脛骨內側。

主　治　脾經急症。

應　用　腹痛，腹瀉，痛經。

方　法　**刺法**：直刺0.5～1寸。
按摩：用指腹按壓或按揉。
灸法：可灸。

名　釋　地，土地，指下肢；機，發動。穴在下肢，局部肌肉最為豐富，是發動小腿動作的機關部位。

穴位找法

陰陵泉下3寸（四橫指）。

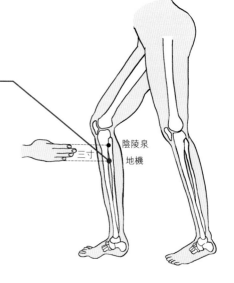

三寸
陰陵泉
地機

承 筋

歸　　屬	足太陽膀胱經

定　　位	在腓腸肌肌腹中央，委中與跟腱的連線上。

主　　治	腰腿病。

應　　用	腰腿痛，轉筋，坐骨神經痛。

方　　法

刺法：直刺0.8～1.2寸。

按摩：用指腹按壓或按揉。

灸法：可灸。

名　　釋

承，承受；筋，筋肉。穴在腓腸肌處，這是小腿以下承受其以上部位的主要筋肉。

承筋

穴位找法

俯臥位，腓腸肌肌腹中點。

急救穴

定　義

急救穴，是指具有醒腦開竅、蘇厥急救作用的穴位。

特　點

人中穴是一個重要的急救穴位。當中風、中暑、昏迷、暈厥、血壓下降、休克時，可用拇指端按壓人中穴，行強刺激，可助患者蘇醒。運用人中、湧泉等穴救治昏厥急症，是簡單易掌握的應急性急救措施，在缺醫少藥的情況下，實為救命之法寶。

主　治

中風、昏迷、暈厥、中暑、癲狂、癇證、急慢驚風、牙關緊閉等病症。

常用穴位

人中、十宣（此穴宜用三棱針點刺放血）、勞宮、湧泉。

人 中

| 歸　屬 | 督脈 |

歸　屬　督脈

定　位　人中溝中，近鼻孔處。

主　治　安神止痛。

應　用　急救穴，用於昏厥、中風昏迷、癲狂癇發作、急性腰扭傷疼痛。

方　法　**刺法**：向上斜刺0.3～0.5寸。
　　　　　按摩：用手指指腹向下按壓。
　　　　　灸法：不宜。

名　釋　本穴位於督脈末端。古人認為天氣通於鼻，地氣通於口，因此，鼻、人中、口三者則構成 「天地人」所形成的氣場。

穴位找法

人中溝中點偏上方處。

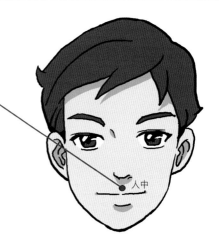

人中

十宣

歸　屬	經外奇穴
定　位	手十指尖端，距指甲游離緣0.1寸，左右兩手共10穴。
主　治	急救，瀉熱。
應　用	用於高熱、昏迷、小兒驚風、指端麻木。
方　法	**刺法**：直刺0.1～0.2寸，或三棱針點刺出血。 **按摩**：用指甲按掐。 **灸法**：可灸。
名　釋	經外奇穴名。

十宣

穴位找法

手十指指腹尖端。

勞宮

歸　　屬	手厥陰心包經

定　　位　第二三掌骨之間偏於第三掌骨橈側，握拳屈指中指尖下。

主　　治　熱病，神志病。

應　　用　心痛，癲狂，口臭。

方　　法　**刺法**：直刺0.3～0.5寸。
　　　　　按摩：用拇指指腹向下按壓。
　　　　　灸法：可灸。

名　　釋　「勞」指勞動，「宮」指中室。

穴位找法

握拳，中指尖所指處。

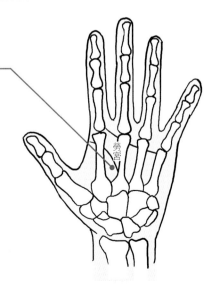

勞宮

湧 泉

歸　　屬　足少陰腎經

定　　位　卷足時，足前部凹陷處，當足二、三趾趾縫紋頭端與
足跟連線的前1/3與後2/3交點上。

主　　治　頭面五官及神志病。

應　　用　急救可用於昏厥、小兒驚風。可引火下行，治療頭
痛、眩暈、咽痛。

方　　法　**刺法**：直刺0.5～0.8寸。
按摩：用拇指按壓。
灸法：可灸。

名　　釋　「湧」是湧出，「泉」是水泉，「湧泉」是人體脈氣
如同泉水湧出的穴位。

穴位找法

足底（去趾）前1/3與
後2/3交點處。

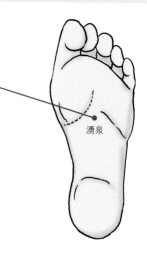

湧泉

明目穴

定　義　明目穴，是指增強或改善視力、防治眼病的穴位。

特　點　"肝開竅於目"，防治眼病多從肝着手。

主　治　視物不清、目赤腫痛、頭暈目眩、迎風流淚、夜盲、近視、眼瞼跳動等眼病。

常用穴位　晴明、攢竹、絲竹空、瞳子髎、四白、陽白。

睛 明

歸　屬　足太陽膀胱經

定　位　目內眥角稍上方凹陷處。

主　治　眼病。

應　用　目赤腫痛，迎風流淚，近視，面神經麻痺，眼睛不能閉合。

方　法　**刺法**：患者閉目，左手將眼球推向外固定，針沿眼眶邊緣緩緩刺入0.3～0.5寸，少提插捻轉；進針要輕緩，避免損傷眼血管，引起血腫。

　　　　按摩：用食指指腹按揉。

　　　　灸法：禁灸。

名　釋　「睛」指眼珠，「明」指明亮、光明，睛明是位於眼睛部位的穴位之一。

穴位找法

目內眼角的凹陷處。

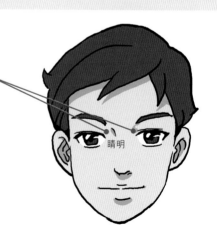

睛明

攢竹

歸　屬　足太陽膀胱經

定　位　眉頭凹陷處。

主　治　眼病。

應　用　眼病，頭痛，眉棱骨痛。

方　法　**刺法**：眼病向下斜刺0.3～0.5寸，面癱透刺魚腰。
　　　　　按摩：用指腹按壓或按揉。
　　　　　灸法：可灸。

名　釋　「攢」指群聚，「竹」形容眉毛，表示攢竹穴是位在眉頭附近的穴位。

穴位找法

眉頭凹陷處。

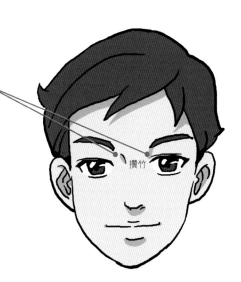

攢竹

絲竹空

歸　　屬	手少陽三焦經
定　　位	眉梢凹陷處。
主　　治	頭痛，目疾。
應　　用	頭痛，目赤腫痛，眼瞼跳動。
方　　法	**刺法**：平刺0.3～0.5寸。 **按摩**：用指腹按壓。 **灸法**：不宜。
名　　釋	「絲」指纖細的眉毛，「竹」指竹葉，「空」指凹陷。

穴位找法

眉梢外端凹陷處。

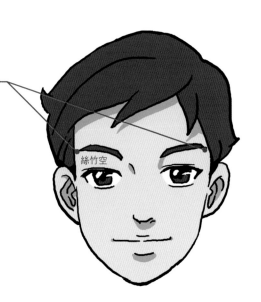

絲竹空

瞳子髎

歸　　屬	足少陽膽經

歸　　屬　足少陽膽經

定　　位　目外眥旁，當眶外側緣凹陷中。

主　　治　頭痛，目疾。

應　　用　頭痛，視力疲勞，目赤腫痛。

方　　法　刺法：平刺0.3～0.5寸；或用三棱針點刺出血。
　　　　　　按摩：用指腹按壓或按揉。
　　　　　　灸法：不宜。

名　　釋　「瞳子」指眼球、眼珠，「髎」指骨的空隙處，因此瞳子髎指位在眼睛部位骨空間的穴位。

穴位找法

外眼角旁，眶外側緣處。

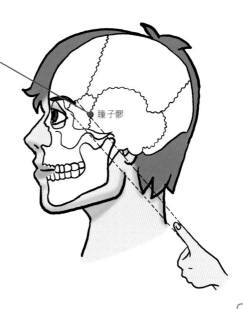

瞳子髎

121

四白

歸　屬	足陽明胃經
定　位	目下，眶下孔凹陷處。
主　治	眼病。
應　用	目赤腫痛，迎風流淚，近視，面神經麻痺，三叉神經痛。

方　法

刺法：直刺0.3～0.5寸。

按摩：用食指指腹按揉。眼保健操的主要穴位之一。

灸法：可灸。

名　釋

「四」是四周，「白」指白色、明亮。由於眼睛上、下、左、右統稱四白，而此穴能治療各種眼部及眼眶四周疾患，因此稱為「四白」。

穴位找法

目正視，瞳孔正中直下約1寸的凹陷處，按壓時有酸痛感。

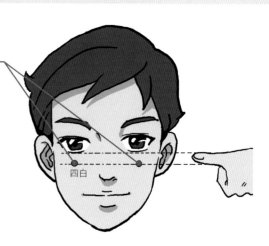

四白

122

陽白

歸　屬　足少陽膽經

定　位　前額，眉毛中央直上1寸。

主　治　前額、眼病。

應　用　前額痛，眉棱骨痛，目赤腫痛，近視，面神經麻痺，三叉神經痛。

方　法　刺法：橫刺0.3～0.5寸。
按摩：用食指指腹按揉。
灸法：可灸。

名　釋　陽，陰之對；白，光明。前額為陽，穴在前額眉上方，有明目之功。

穴位找法

眉毛中點，直上約一拇指寬（1寸）。

陽白

通鼻穴

定　義

通鼻穴，是指可以宣肺開竅，治療外感引起鼻塞不通、香臭不聞的穴位。

特　點

中醫認為"肺主皮毛，開竅於鼻"，外感風寒邪氣，影響到肺的宣降功能，臨床出現鼻塞、噴嚏、流鼻涕、流眼淚，鼻部及咽喉發癢等症狀。針灸可以調理肺的功能，從而宣降肺氣、開通鼻竅。

主　治

感冒、鼻炎、過敏性鼻炎引起的上述症狀。

常用穴位

迎香、素膠。

迎 香

歸　　屬	手陽明大腸經

定　位　鼻翼外緣中點旁開，當鼻唇溝中。

主　治　口鼻病。

應　用　鼻塞，過敏性鼻炎，面神經麻痹，三叉神經痛。

方　法　刺法：直刺0.1～0.2寸，或斜刺0.5～0.8寸。
　　　　　按摩：用指腹按壓或按揉。
　　　　　灸法：可灸。

名　釋　「迎」指迎接、朝向，「香」指芳香的氣息，表示迎
　　　　　香穴可以接受芳香氣味。

穴位找法

鼻翼兩側的凹陷中。

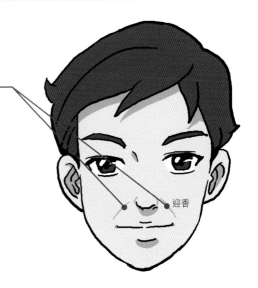

迎香

素 髎

歸　　屬	督脈
定　　位	鼻尖的正中央。
主　　治	口鼻病，急救。
應　　用	昏厥，鼻塞，酒渣鼻，小兒尿床。

方　　法

刺法：直刺0.2～0.3寸；或點刺出血。

按摩：用指腹按壓或按揉。

灸法：不灸。

名　　釋

素，古指白色的生絹，此指穴內氣血為肺金之性的涼濕水氣。髎，孔隙也。該穴名意指督脈氣血在此液化而降。本穴物質為神庭穴傳來的水濕之氣，至本穴後則散熱縮合為水濕雲氣，並由本穴歸降於地，降地之液如同從細小的孔隙中漏落一般，故名。

穴位找法

鼻尖正中是穴。

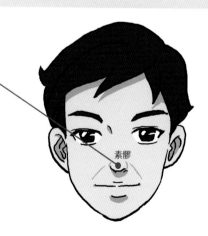

素髎

聰耳穴

定　義
聰耳穴，是指具有聰利耳竅、緩解耳鳴壓力、幫助恢復和提高聽力作用的穴位。

特　點
中醫認為，耳與五臟六腑、十二經脈有著密切的聯繫。聽力常因年老或受到噪聲、疾病、藥物影響而導致減退。

主　治
聽力下降、耳鳴、耳聾、腰背酸痛等症狀。

常用穴位
耳門、聽宮、聽會。

耳門

歸　屬	手少陽三焦經
定　位	耳屏上切跡前方，下頜骨髁狀突後緣，張口呈凹陷處。
主　治	耳病。
應　用	耳聾耳鳴，下頜關節痛。

方　法

刺法：直刺0.5～1寸。

按摩：用指腹按壓或按揉。

灸法：可灸。宜張口取穴，避開耳前動脈。

名　釋

「耳」指耳朵，「門」指出入門戶，表示耳門是位於耳朵的穴位之一，是進出耳朵的重要門戶。

穴位找法

耳屏上切跡前方凹陷處，張口取穴。

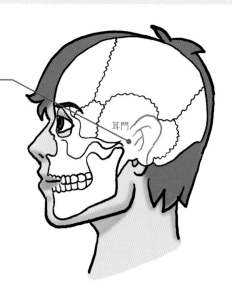

耳門

聽宮

| 歸　屬 | 手太陽小腸經 |

歸　屬 手太陽小腸經

定　位 耳屏前，下頜骨髁狀突後方，張口呈凹陷處。

主　治 耳病。

應　用 耳鳴耳聾，下頜關節痛。

方　法 刺法：微張口，直刺0.5～1寸。
按摩：用指腹按壓或按揉。
灸法：可灸。

名　釋 「聽」指用耳朵接收聲音，「宮」指五音之首，指位在耳朵部位的穴位。

穴位找法

耳屏正中前方凹陷處，張口取穴。

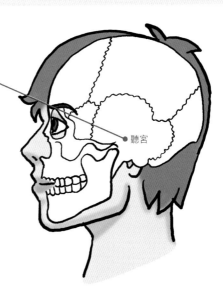

聽宮

聽 會

歸　屬	足少陽膽經
定　位	耳屏間切跡前方，下頜骨髁狀突後緣，張口呈凹陷處。
主　治	耳病。
應　用	耳聾耳鳴，下頜關節痛。
方　法	**刺法**：直刺0.5～1寸。 **按摩**：用指腹按壓或按揉。 **灸法**：可灸。
名　釋	聽會者即耳能聽聞聲音也，此指穴內的天部氣血為空虛之狀，無物阻隔聲音的傳遞也。本穴物質為瞳子髎穴下傳的天部寒濕水氣，至本穴後，此氣吸附了更多的天部寒濕水氣，並化雨冷降於地，天部氣血因而變得虛靜，如遠處聲音聽亦能明，故名。

穴位找法

耳屏間切跡前方凹陷處，
張口取穴。

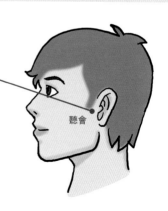

聽會

利口穴

定　義　利口穴，是指具有通利口舌作用的穴位。

特　點　"脾開竅於口"，陽明（胃）主面，口面的功能與脾胃關係密切。

主　治　面癱、失語、牙關緊閉、面腫、舌強、失音等病。

常用穴位　翳風、地倉、承漿、廉泉。

翳 風

歸 屬	手少陽三焦經
定 位	耳垂後方，乳突和下頜角之間。
主 治	面部及耳病。
應 用	面神經麻痺，牙痛，三叉神經痛，耳聾耳鳴。
方 法	**刺法**：直刺0.5～1寸。 **按摩**：用指腹按壓。 **灸法**：可灸。
名 釋	「翳」指遮蔽，「風」指風邪，翳風指可以遮蔽風寒侵襲的穴位。

穴位找法

手壓耳垂時，於耳垂邊緣處凹陷中。

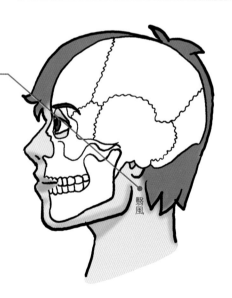

翳風

地 倉

歸　屬　足陽明胃經

定　位　瞳孔直下，口角外側0.4寸。

主　治　面口病。

應　用　面神經麻痺，三叉神經痛，流口水，面肌痙攣。

方　法　刺法：直刺0.3～0.5寸，或向頰車方向平刺1～1.2寸。
　　　　　按摩：用指腹按壓或按揉。
　　　　　灸法：可灸。

名　釋　「地」指地格，「倉」指儲藏稻穀的處所。

穴位找法

瞳孔直下，口角旁。

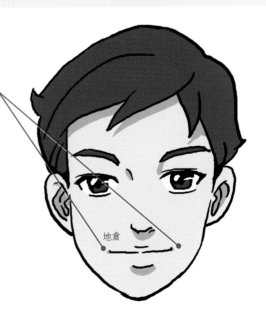

地倉

承 漿

歸 屬	任脈
定 位	頷唇溝正中凹陷處。
主 治	口喎流涎。
應 用	流口水，面神經麻痹。
方 法	**刺法**：直刺0.3～0.5寸。 **按摩**：用指腹按壓或按揉。 **灸法**：可灸。
名 釋	「承」指承接，「漿」指口中漿液、唾液。

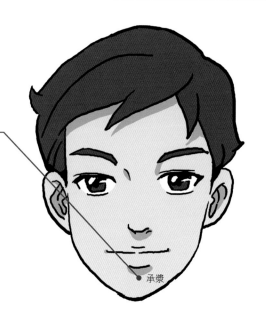

穴位找法

嘴唇與下巴中間的
凹陷中。

承漿

廉 泉

歸　屬	任脈

歸　屬 任脈

定　位 前正中線上，喉結上方，舌骨上緣凹陷處。

主　治 中風失語。

應　用 失語，舌下腫痛，失音，吞嚥困難，口水過多。

方　法 刺法：向舌根方向斜刺0.5～1寸。
按摩：用指腹按壓。
灸法：可灸。

名　釋 「廉」表示清廉，「泉」為泉水、泉源的意思，表示舌下腺體所產生的津液宛如清泉一般，故將位於此的穴位稱為「廉泉」。

穴位找法

用拇指關節橫紋放在下頜骨中點，拇指尖朝向喉結，拇指尖所觸的地方是穴。

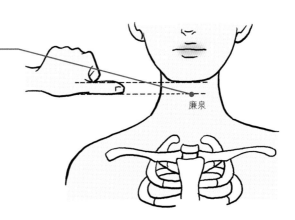

廉泉

利咽穴

定　義　利咽穴，是指具有清利咽喉作用的穴位。

特　點　咽屬"肺系"，肺胃有熱常引起咽喉腫痛。

主　治　咽喉腫痛、扁桃體炎、聲音嘶啞等病症。

常用穴位　人迎、扶突。

人迎

歸　屬	足陽明胃經
定　位	平喉結，胸鎖乳突肌前緣。
主　治	咳喘，咽喉腫痛，瘰癧，癭氣。
應　用	咳嗽，氣喘，咽痛，甲狀腺腫大。

方　法

刺法：避開動脈直刺0.3～0.5寸。

按摩：用指腹按壓，不可用力過重。

灸法：可灸。

名　釋

人迎穴位於頸部總動脈的搏動處，正值切診部位的人迎脈，古時認為此處可以迎接人體三陽之氣，因此得名。

穴位找法

喉結旁1.5寸（約兩橫指），動脈搏動處。

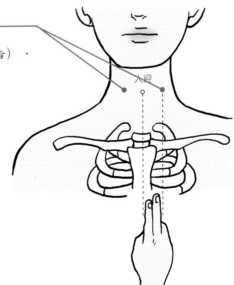

人迎

扶 突

歸　　屬	手陽明大腸經

定　　位　喉結旁開3寸，當胸鎖乳突肌前、後緣之間。

主　　治　瘰癧，癭氣，咽喉腫痛，咳喘。

應　　用　咳嗽，氣喘，咽痛，甲狀腺腫大，失音。

方　　法　**刺法**：直刺0.3～0.5寸。
　　　　　　　按摩：用指腹按壓或按揉。
　　　　　　　灸法：可灸。

名　　釋　「扶」指用手支撐着的意思，又兩個人攙行也稱為扶，「突」有高起突出的意思。

穴位找法

喉結旁開3寸（約四橫指）。

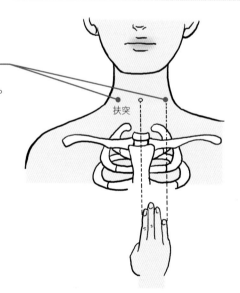

扶突

止咳化痰穴

定　義　止咳化痰穴，是指具有止咳平喘、健脾化痰作用的穴位。

特　點　脾為生痰之源，肺為貯痰之器，故本類穴位主要歸肺脾胃經。

主　治　咳嗽、氣喘、痰多、癲癇等病症。

常用穴位　中府、肺俞、定喘、列缺、孔最、豐隆、解溪。

中 府

歸　屬	手太陰肺經
定　位	平第一肋間隙處，距前正中線6寸。
主　治	咳喘。
應　用	肺病專用穴。咳嗽，氣喘，胸痛。
方　法	**刺法**：向外斜刺0.5～0.7寸。不可深刺，以免產生氣胸。 **按摩**：用指腹按壓或按揉。 **灸法**：可灸。
名　釋	「中」指中焦，「府」指匯聚。

穴位找法

雙手叉腰，鎖骨下方的凹陷中。

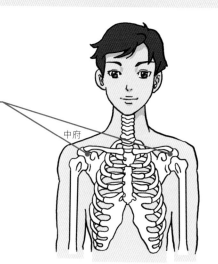

中府

肺 俞

| 歸 屬 | 足太陽膀胱經 |

歸　　屬　足太陽膀胱經

定　　位　第三胸椎棘突下，旁開1.5寸。

主　　治　肺病。

應　　用　感冒，咳嗽，氣喘，胸痛，咳血，盜汗。

方　　法　刺法：斜刺0.5～0.7寸。不可深刺，以免產生氣胸。
按摩：用指腹按壓或按揉。
灸法：可灸。

名　　釋　「肺」指肺臟，「俞」是經氣注入的地方，有灌輸的意思。

穴位找法

第三胸椎棘突下，旁開兩橫指。

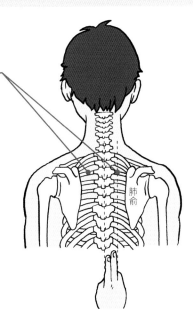

肺俞

定 喘

歸　屬	經外奇穴
定　位	第七頸椎棘突下，旁開約0.5寸。
主　治	咳喘病。
應　用	咳嗽，哮喘，肩背痛。
方　法	**刺法**：直刺0.5～0.8寸。 **按摩**：用指腹按壓或按揉。 **灸法**：可灸。
名　釋	經外奇穴名。

穴位找法

大椎穴旁開約0.5寸。

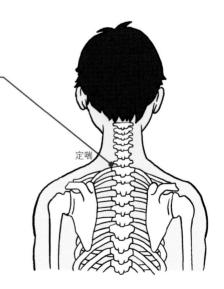

定喘

列缺

| 歸　屬 | 手太陰肺經 |

歸　屬　手太陰肺經

定　位　在橈骨莖突上方，腕橫紋上1.5寸。

主　治　咽喉痛，牙痛，頭項病證。

應　用　偏正頭痛，咽痛，咳喘，牙痛，手腕無力。

方　法　**刺法**：向肘部斜刺0.3～0.5寸。
　　　　　按摩：用指腹按壓或按揉。
　　　　　灸法：可灸。

名　釋　「列」通裂，表示分裂的意思，「缺」是破裂，「列缺」是經脈、脈氣出現分裂現象的穴位。

穴位找法

兩手虎口交叉，一手食指按在橈骨莖突上，指尖下凹陷中。

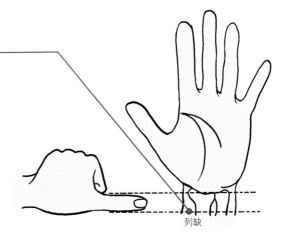

列缺

孔 最

歸　屬　手太陰肺經

定　位　前臂掌側，尺澤與太淵的連線上，腕橫紋上7寸。

主　治　肺經急症。

應　用　急性咳嗽，咳血，氣喘，胸痛，肘臂痛。

方　法　**刺法**：直刺0.5～1寸。
　　　　　按摩：用拇指腹按壓或按揉。
　　　　　灸法：可灸。

名　釋　孔，孔隙；最，旺感。穴位局部空隙深陷，脈氣旺盛。

穴位找法

腕橫紋至肘橫紋
的中點上1寸（腕
橫紋至肘橫紋為
12寸）。

孔最

豐　隆

歸　屬	足陽明胃經
定　位	條口外1橫指，約當犢鼻與外踝尖連線中點。
主　治	化痰要穴。
應　用	頭痛，眩暈，咳喘痰多，便秘，癲狂癇，下肢痿痹。

方　法

刺法：直刺0.5～1寸。

按摩：用指腹按壓或按揉。

灸法：可灸。

名　釋

「豐」原意指雷聲、雷神，此有豐滿之意。「隆」為隆盛，因穴位所在的地方為肌肉豐滿隆盛之處，故名「豐隆」。

穴位找法

外膝眼與外踝尖連綫中點。

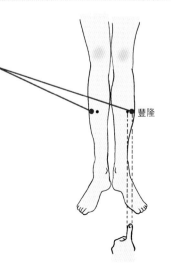

豐隆

解 溪

歸　屬　足陽明胃經

定　位　足背與小腿交界處橫紋中央，當(足母)長伸肌腱與趾長伸肌腱之間。

主　治　踝關節及下肢病。

應　用　踝關節疼痛，足下垂，下肢痿痺。

方　法　**刺法**：直刺0.5～0.7寸。
按摩：用指腹按壓或按揉。
灸法：可灸。

名　釋　「解」是分解，意指「踝關節」，「溪」是溝溪，「解溪」是人體踝關節凹陷如溝溪的穴位。

穴位找法

足背踝關節橫紋中點，兩筋之間取穴。

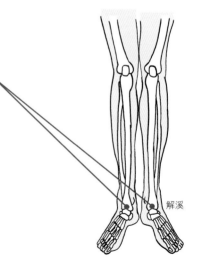

解溪

消食導滯穴

| 定 義 | 消食導滯穴，是指具有消化食積、導滯和胃作用的穴位。 |

| 特 點 | "脾主運化"，"胃主受納"，人體的消化功能與脾胃關係密切。 |

| 主 治 | 消化不良、食積內停而致的胃脘脹痛、食欲不振、噯氣吞酸、噁心嘔吐、納差、泄瀉或便秘等症狀。 |

| 常用穴位 | 中脘、胃俞。 |

中 脘

歸　　屬	任脈
定　　位	前正中線上，臍中上4寸。
主　　治	一切胃病。
應　　用	胃痛，噁心，嘔吐，腹脹，飲食不化。
方　　法	**刺法**：直刺0.8～1.2寸。 **按摩**：用指腹按壓或按揉。 **灸法**：可灸。
名　　釋	「中」指中間，「脘」指胃府、胃部，「中脘」是位在胃部中央的穴位。

穴位找法

前正中綫上，劍突與肚臍之中點。

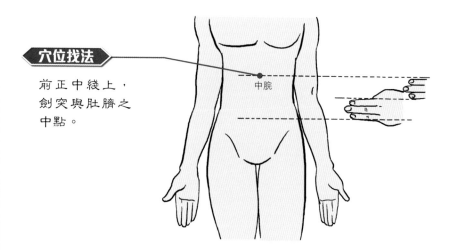

中脘

胃 俞

歸 屬	足太陽膀胱經

定　位 第十二胸椎棘突下，旁開1.5寸。

主　治 脾胃病。

應　用 胃痛，腹脹腹瀉，嘔吐，納呆，背痛。

方　法 刺法：斜刺0.5～0.7寸。不可深刺，以免刺傷內臟。

按摩：用指腹按壓或按揉。

灸法：可灸。

名　釋 「胃」指胃腑，「俞」是經氣注入的地方，有灌輸的意思。

穴位找法

第十二胸椎棘突下，旁邊兩個橫指。

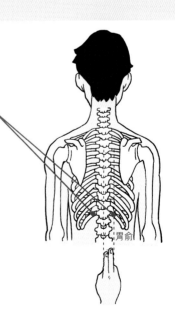

胃俞

通利關節穴

定　義

通利關節穴，是指具有舒筋活絡、通利關節作用的穴位。

特　點

根據病變部位不同，分別選用：如頸椎病用大椎、夾脊，腕關節損傷用陽溪、陽池，膝關節炎用膝眼、鶴頂等。

主　治

因感受風寒濕熱之邪，閉阻關節所致的關節疼痛麻痹、頸項強痛、腰痛膝腫、四肢拘攣等病症。

常用穴位

夾脊、肩貞、肩髃、肩髎、肩前、陽溪、陽池、臂中、條口、鶴頂、膝眼、丘墟、崑崙、陰陵泉。

夾 脊

歸　屬 經外奇穴

定　位 第1胸椎至第5腰椎，各椎骨棘突下旁開0.5寸，左右共34穴。

主　治 全身臟器病變。

應　用 第1～3胸椎夾脊穴主治上肢病變，第1～8胸椎夾脊穴主治胸部疾病，胸6～腰5夾脊穴主治腹部疾病，腰1～5夾脊穴主治腰及下肢疾病。

方　法 刺法：直刺0.5～1寸。
按摩：用指腹按壓或按揉。
灸法：可灸。

名　釋 經外奇穴名，指背部脊椎兩旁的穴位。

穴位找法

自胸椎至第五腰椎，各椎骨棘突下旁開0.5寸。

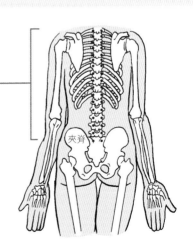

夾脊

肩 貞

116穴位針按圖解　通利關節穴

| 歸　屬 | 手太陽小腸經 |

定　位　臂內收時，腋後紋頭上1寸。

主　治　肩臂痛。

應　用　肩痛，手臂不舉。

方　法
刺法：直刺0.5～1寸。
按摩：用指腹按壓或按揉。
灸法：可灸。

名　釋　「肩」是肩部，「貞」為正，表示中央、中間的意思，「肩貞」即是人體兩邊肩部偏外正中央的穴位。

穴位找法

腋後紋頭直上1寸（約一大拇指寬度）。

肩貞

肩 髃

歸　屬	手陽明大腸經
定　位	肩峰與肱骨大結節之間凹陷中。
主　治	肩臂痛。
應　用	肩痛，肩周炎，上肢不遂。
方　法	**刺法**：直刺0.8～1.2寸。 **按摩**：用拇指腹按壓。 **灸法**：可灸。
名　釋	「肩」表示肩膀，「髃」表示髃角，此處指肩骨端，表示該穴位在肩膀前骨端。

穴位找法

上臂外展平舉時，肩前呈現凹陷處。

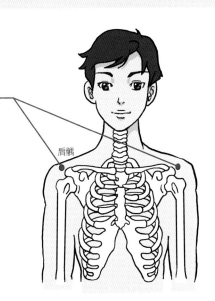

肩髃

肩 髎

歸　　屬　手少陽三焦經

定　　位　當臂外展時，肩峰後下方呈凹陷處。

主　　治　肩臂痛。

應　　用　肩痛，肩周炎，上肢不遂。

方　　法　**刺法**：直刺0.8～1.2寸。
　　　　　　按摩：用指腹按壓或按揉。
　　　　　　灸法：可灸。

名　　釋　「肩」是肩部，「髎」是骨隙，「肩髎」是位於人體肩部骨隙中的穴位。

穴位找法

上臂外展平舉時，肩後呈現凹陷處。

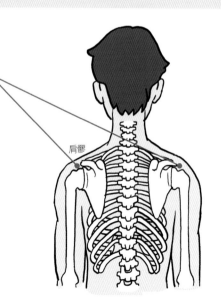

肩髎

肩 前

歸　屬	經外奇穴

定　位 腋前皺襞盡端與肩髃連線的中點。

主　治 肩周炎。

應　用 肩周炎疼痛，活動受限。

方　法
刺法：直刺0.5～1寸。
按摩：用指腹按壓或按揉。
灸法：可灸。

名　釋 「肩」是肩膀，「前」是前方，「肩前」是人體肩膀前方部位的穴位。

穴位找法

腋前皺襞盡端與肩髃連綫的中點取穴。

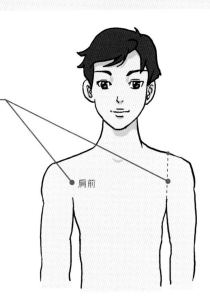

肩前

陽 溪

歸　屬　手陽明大腸經

定　位　腕背橫紋，拇指翹起，當拇短伸肌腱與拇長伸肌腱之間的凹陷處。

主　治　頭面上肢病變。

應　用　頭痛，牙痛，咽痛，腕關節痛。

方　法　刺法：直刺0.3～0.5寸。
按摩：用指腹按壓或按揉。
灸法：可灸。

名　釋　「陽」是陽氣、陽經，「溪」是溝溪。「陽溪」是陽氣匯聚於人體像山間溝溪部位的穴位。一般而言，手背屬陽，手掌屬陰，因此由穴名可知，陽溪是位在手背的穴位。

穴位找法

拇指翹起時，腕背橫紋上兩筋之間的凹陷處。

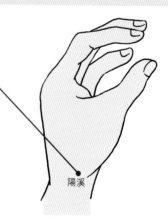

陽溪

陽 池

歸　　屬	手少陽三焦經
定　　位	腕背橫紋上，當指伸肌腱的尺側緣凹陷處。
主　　治	頭面五官病。
應　　用	頭痛，耳聾耳鳴，腕關節痛。
方　　法	**刺法**：直刺0.3～0.5寸。
	按摩：用拇指腹按壓。
	灸法：可灸。
名　　釋	「陽」是陽經，「池」是池塘，「陽池」是位於人體陽經、形狀凹陷如池塘的穴位。

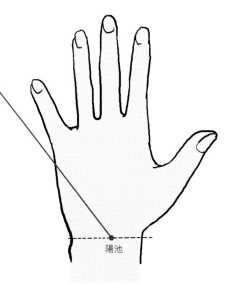

穴位找法

腕背橫紋上，當大筋外側凹陷處。

陽池

臂 中

歸　　屬	經外奇穴
定　　位	前臂掌面正中，腕橫紋至肘橫紋的中點，橈尺骨之間。
主　　治	上肢病症。
應　　用	上肢癱瘓，前臂痛，手指麻痹。
方　　法	**刺法**：直刺1～1.2寸。 **按摩**：用拇指腹按壓或按揉。 **灸法**：可灸。
名　　釋	經外奇穴名。

穴位找法

腕橫紋至肘橫紋的中點（腕橫紋至肘橫紋為12寸）。

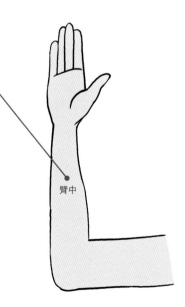

臂中

條 口

歸　　屬　足陽明胃經

定　　位　犢鼻下8寸，距脛骨前緣外側1橫指。

主　　治　肩臂痛。

應　　用　肩周炎疼痛，活動受限。

方　　法　刺法：直刺0.5～1寸。
　　　　　　按摩：用指腹按壓或按揉。
　　　　　　灸法：可灸。

名　　釋　「條」是長條，「口」是空隙，「條口」是位於人體長條狀空隙部位的穴位。

穴位找法

犢鼻與解溪連綫的中點。

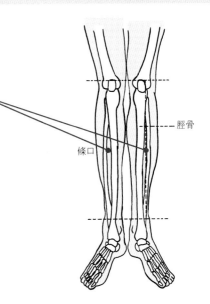

條口　　脛骨

116穴位針按圖解　通利關節穴

159

鶴 頂

歸　屬	經外奇穴
定　位	髕骨上緣正中凹陷中。
主　治	膝痛，鶴膝風。
應　用	膝關節痛，下肢無力。
方　法	**刺法**：直刺0.3～0.5寸。 **按摩**：用指腹按壓或按揉。 **灸法**：可灸。
名　釋	經外奇穴名。

穴位找法

髕骨上緣正中凹陷中。

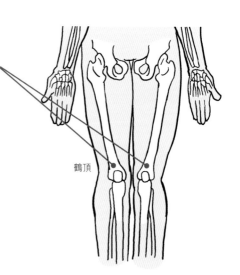

鶴頂

膝 眼

歸　　屬　足陽明胃經（外膝眼）　　經外奇穴（內膝眼）

定　　位　髕韌帶兩側凹陷中，內側稱內膝眼，外側稱外膝眼。

主　　治　膝痛。

應　　用　膝關節痛，下肢無力。

方　　法　刺法：向膝中斜刺0.5〜1寸。
　　　　　　　按摩：用指腹按壓或按揉。
　　　　　　　灸法：可灸。

名　　釋　「膝」是膝部，「眼」是眼窩，「內膝眼」是人體膝
　　　　　　　蓋骨內側凹陷如眼窩的穴位，「外膝眼」是人體膝蓋
　　　　　　　骨外側凹陷如眼窩的穴位。

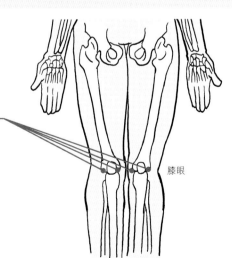

穴位找法

髕骨韌帶兩側凹陷中。

膝眼

丘 墟

歸　屬	足少陽膽經
定　位	外踝前下方，當趾長伸肌腱的外側凹陷中。
主　治	脅痛，目痛。
應　用	胸脅痛，下肢痿痹，足踝疼痛。
方　法	**刺法**：直刺0.5～0.8寸。 **按摩**：用指腹按壓或按揉。 **灸法**：可灸。
名　釋	「丘」是小土堆，「墟」是大土堆，「丘墟」是人體有如大、小土堆的穴位。

穴位找法

外踝前下方凹陷中。

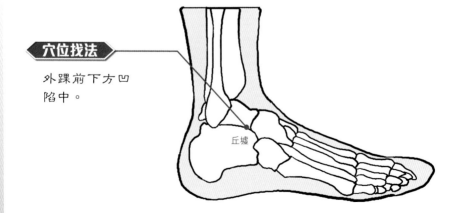

丘墟

崑崙

| 歸　　屬 | 足太陽膀胱經 |

歸　　屬　足太陽膀胱經

定　　位　外踝尖與跟腱之間凹陷處。

主　　治　腰痛，頭痛，癲癇。

應　　用　肩背腰腿痛，後頭痛，足踝痛，癲癇。

方　　法　刺法：直刺0.5～1寸。
　　　　　　按摩：用指腹按壓或按揉。
　　　　　　灸法：可灸。

名　　釋　「崑崙」是山名，意指本穴位在人體高突如山的部位
　　　　　　後方。

穴位找法

外踝尖與跟腱之
間凹陷處。

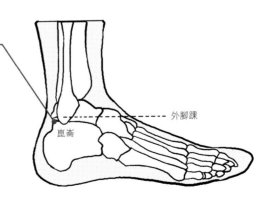

外腳踝

崑崙

陰陵泉

歸　　屬	足太陰脾經
定　　位	脛骨內側髁下緣，脛骨內緣的凹陷中。
主　　治	脾胃病。
應　　用	腹痛，腹脹，腹瀉，水腫，小便不利，膝痛。
方　　法	**刺法**：直刺0.5～1寸。 **按摩**：用指腹按壓或按揉。 **灸法**：可灸。
名　　釋	陰，陽之對；陵，山陵；泉，水泉。內為陰。穴在脛骨內上髁根部下緣陷中，如山陵下之水泉。

穴位找法

用拇指沿脛骨內側自下而上滑動，當到達脛骨上部轉彎凹陷中。

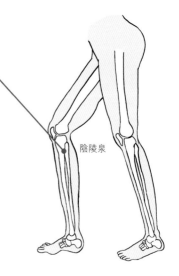

陰陵泉

偏癱康復穴

偏癱康復穴，是指具有調和氣血、康復肢體功能作用的穴位。

特　點

根據癱瘓部位不同，分別選用：面癱用地倉、頰車、迎香、合谷，上肢癱瘓用曲池、外關、合谷、八邪，下肢癱瘓用環跳、風市、伏兔、懸鐘、足三里等。

主　治

用於治療口角歪斜、半身不遂等中風後遺症。

常用穴位

環跳、承扶、風市、伏兔、懸鐘。

環 跳

歸　　屬	足少陽膽經

定　　位 股骨大轉子最高點與骶管裂孔連線的外1/3與中1/3交點處。

主　　治 下肢病症。

應　　用 腰腿痛，坐骨神經痛，半身不遂。

方　　法
刺法：直刺2～2.5寸。
按摩：用肘尖按壓。
灸法：可灸。

名　　釋 「環」有圍繞的意思，外型特徵猶如圓形中空物。
「跳」指跳躍的意思。

穴位找法

股骨大轉子最高點與骶管
裂孔連綫的外1/3與中1/3
交點處，側臥取穴。

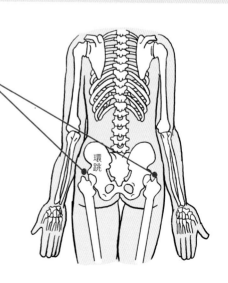

環跳

承 扶

| 歸 屬 | 足太陽膀胱經 |

定 位 大腿後面，臀橫紋中點。

主 治 腰腿痛。

應 用 腰臀股疼痛，下肢痿痹。

方 法
刺法：直刺1.5～2.5寸。
按摩：用手指按壓。
灸法：可灸。

名 釋 「承」是承受，「扶」是支持，「承扶」是人體擔任
承受、支持功能的穴位。

穴位找法

俯臥位，臀橫紋中點。

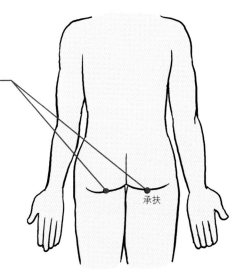

承扶

風 市

歸　屬	足少陽膽經
定　位	大腿外側中線上，當膕橫紋上7寸，或以手貼於腿外側中線，中指尖下。
主　治	下肢病。
應　用	腰腿酸痛，下肢痿痹，全身瘙癢。
方　法	**刺法**：直刺1～1.5寸。 **按摩**：用指腹按壓或按揉。 **灸法**：可灸。
名　釋	「風」是風邪，「市」是市集，「風市」是人體風邪之氣聚如「市集」的穴位。

穴位找法

直立垂手時，中指尖所點處。

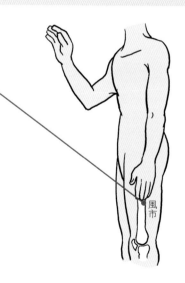

風市

伏 兔

歸　屬	足陽明胃經
定　位	髂前上棘與髕骨外側端連線上，髕骨上6寸。
主　治	腰膝病。
應　用	腰胯痛，下肢痿痹。
方　法	刺法：直刺0.5～1.2寸。 按摩：用指腹按壓或按揉。 灸法：可灸。
名　釋	「伏」是伏臥，「兔」是兔子，「伏兔」是人體肌肉隆起如伏臥之兔的穴位。

穴位找法

髂前上棘與髕底外側端連綫上，髕底上6寸（約8橫指）。

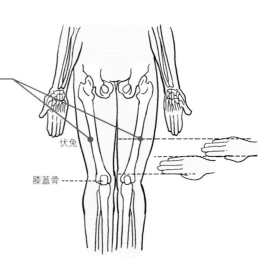

伏兔

膝蓋骨

懸 鐘

歸　屬	足少陽膽經
定　位	外踝尖上3寸，腓骨前緣。
主　治	項強，腰腿痛。
應　用	落枕，頸項痛，脅痛，半身不遂，下肢痿痹。
方　法	**刺法**：直刺0.5～0.8寸。 **按摩**：用拇指腹按壓或按揉。 **灸法**：可灸。
名　釋	「懸」是懸掛，「鐘」是鐘鈴，「懸鐘」是人體可以懸掛鐘鈴部位的穴位。

穴位找法

外踝尖上3寸，腓骨前緣。

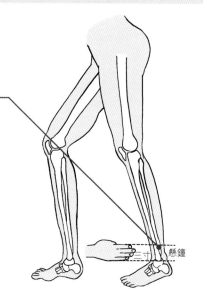

三寸　懸鐘

強壯保健穴

定　義　強壯保健穴，是指具有補益氣血、增強體質、預防保健作用的穴位。

特　點　強壯保健，在《黃帝內經》中就有提到："上工刺其未生者也。"針刺強壯保健，就是用毫針刺激人體一定的穴位，以激發經絡之氣，使人體新陳代謝旺盛起來，從而起到強壯身體、益壽延年的目的。保健灸法是中國獨特的養生方法之一，不僅可用於強身保健，也可用於久病體虛之人的康復。

主　治　身體虛弱、各種慢性疾病、免疫力低下、全身乏力、食欲減退等疾病。

常用穴位　百會、神闕、氣海、關元、命門、腎俞、脾俞、腰陽關、太溪、足三里。

百 會

歸　屬　督脈

定　位　後髮際正中直上7寸，兩側耳尖連線的中點。

主　治　頭項，神志病。

應　用　頭痛，眩暈，昏厥，癲狂。

方　法　**刺法**：平刺0.5～0.8寸。
　　　　　按摩：用指腹按壓。
　　　　　灸法：可灸。

名　釋　「百」指數量眾多，「會」指會聚。由於身體中許多經脈都會聚於此，因此稱為「百會」穴。

穴位找法

兩耳尖連綫的中點取穴。

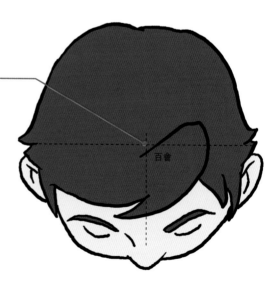

百會

神 闕

歸　屬　任脈

定　位　臍中央。

主　治　胃腸病，虛脫證。

應　用　腹痛，腹瀉，中風脫證。

方　法　**刺法**：禁刺。
按摩：用手掌輕輕按揉。
灸法：宜灸。

名　釋　「闕」指宮城門，是古代天子居住地的統稱。此穴位在肚臍中央，因為胎兒皆透過臍帶依賴母體吸收充足養分，由於臍帶與母體相連，俗稱母子連心；而心臟主血且藏元神，因此以此比喻為元神的宮門，並以此命名。

穴位找法

臍中央。

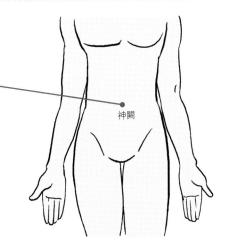

神闕

氣 海

歸　屬	任脈

定　位　前正中線上，臍中下1.5寸。

主　治　婦科、胃腸病，氣喘，虛脫證。

應　用　補氣要穴，用於氣虛證；遺尿，腹瀉，水腫，氣喘，腹痛，痛經，遺精，陽痿。

方　法　刺法：直刺0.5～1寸。
按摩：用指腹按壓。
灸法：可灸。

名　釋　氣海位在肚臍下方約1寸處，由於此穴位是先天元氣會聚的地方，因此稱為「氣海」。

穴位找法

臍中下1.5寸（約兩橫指）。

一寸半

氣海

關 元

| 歸　屬 | 任脈 |

歸　屬 任脈

定　位 前正中線上，臍中下3寸。

主　治 脾腎病，虛脫證。

應　用 補元氣。用於治療遺尿、遺精、小便頻數、腹瀉、脫肛、中風脫證、月經不調、痛經。

方　法 **刺法：**直刺0.5～1寸；不宜過深針刺，避免傷及膀胱、子宮，故針前排尿，孕婦慎用。

按摩：用指腹按壓或按揉。

灸法：可灸。

名　釋 「關」指位在肚臍下方約3寸的地方。「元」指開始的意思。

穴位找法

臍中下3寸（約四橫指）。

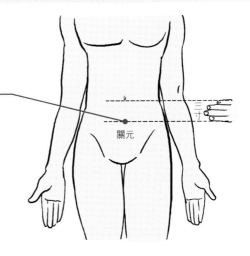

關元

三寸

命 門

歸　屬	督脈
定　位	後正中線上，第二腰椎棘突下凹陷中。
主　治	補腎陽之氣。
應　用	用於虛損腰痛、遺尿、尿頻、泄瀉、月經不調、帶下、遺精、陽痿。
方　法	**刺法**：直刺0.5～1寸。 **按摩**：用指腹按壓或按揉。 **灸法**：可灸。
名　釋	「命門」就是「生命之門」，本穴位可視為掌管生命的樞紐之門。

穴位找法

直立時，與肚臍同一水平取穴。

第二腰椎

命門

腎 俞

歸　屬　足太陽膀胱經

定　位　第二腰椎棘突下，旁開1.5寸。

主　治　治腎病。

應　用　遺精，陽痿，遺尿，腰痛，腰膝酸軟，耳聾耳鳴，水腫，腹瀉，月經不調。

方　法　**刺法**：直刺0.8～1寸。

　　　　按摩：雙手叉腰，用拇指按壓。

　　　　灸法：可灸。

名　釋　「腎」指腎臟，「俞」是經氣注入的地方，有灌輸的意思。

穴位找法

第二腰椎棘突下，旁開1.5寸（約兩橫指）。

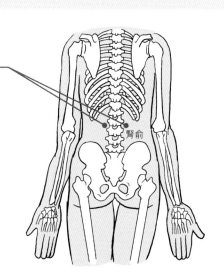

腎俞

脾 俞

| 歸　　屬 | 足太陽膀胱經 |

歸　　屬 足太陽膀胱經

定　　位 第十一胸椎棘突下，旁開1.5寸。

主　　治 脾胃病。

應　　用 胃痛，腹脹，嘔吐，腹瀉，納呆，水腫，便血，月經過多。

方　　法 **刺法**：直刺0.5～0.8寸；不可深刺，以免刺傷內臟。

按摩：用指腹按壓或按揉。

灸法：可灸。

名　　釋 「脾」指脾臟，「俞」是經氣注入的地方，有灌輸的意思。

穴位找法

第十一胸椎棘突下，旁開1.5寸（約兩橫指）。

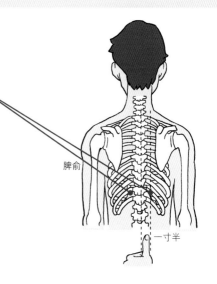

脾俞

一寸半

腰陽關

歸　屬	督脈
定　位	後正中線上，第四腰椎棘突下凹陷中。
主　治	補腎陽之氣。
應　用	用於腰骶痛、遺尿、尿頻、遺精、陽痿、下肢痿痹。
方　法	**刺法**：直刺0.5～1寸。 **按摩**：用拇指腹按壓或按揉。 **灸法**：可灸。
名　釋	腰，腰部；陽，陰之對；關，機關。督脈為陽。穴屬督脈，位於腰部轉動處，如腰之機關。

穴位找法

雙側髂棘的最高點平第四腰椎，其棘突下。

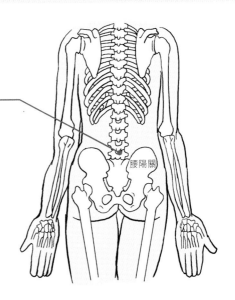

腰陽關

太 溪

歸 屬	足少陰腎經

定 位　內踝尖與跟腱之間凹陷處。

主 治　肺、腎、婦科病。

應 用　此穴可以補腎，用於治療腎虛引起的耳聾耳鳴、頭暈腰酸、遺精、陽痿、小便頻數、咳喘、失眠。

方 法
刺法：直刺0.5～0.8寸。
按摩：用指腹按壓或按揉。
灸法：可灸。

名 釋　「太」是大，「溪」是溝溪，「太溪」是人體凹陷部位，猶如大溝溪的穴位。

穴位找法
內踝尖與跟腱之間凹陷處。

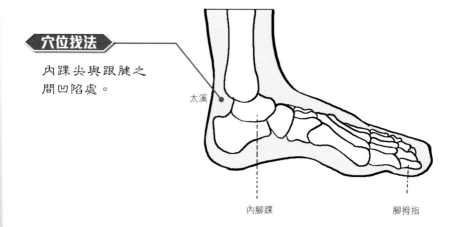

太溪

內腳踝　　　　　　　腳拇指

足三里

歸　　屬	足陽明胃經

定　　位　　犢鼻下3寸，距脛骨前緣外側1橫指。

主　　治　　強壯穴。主治胃腸病。

應　　用　　胃痛，腹脹，嘔吐，腹瀉，納呆，水腫。

方　　法　　刺法：直刺0.5～1.2寸。
　　　　　　　按摩：用指腹按壓或按揉。
　　　　　　　灸法：可灸。

名　　釋　　「足」是下肢，古代以「里」為「寸」，「三里」即
　　　　　　　是「三寸」，「足三里」是人體下肢距離某部位3寸的
　　　　　　　穴位。此外，「足三里」也表示按摩本穴，可將人體
　　　　　　　四肢淤積的邪氣，驅逐於三里之外。

穴位找法

屈膝，掌心放在同側膝骨
上，中指尖所指之處。

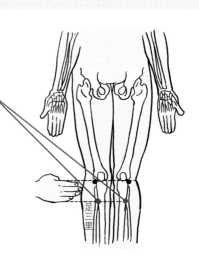

足三里

第三篇 穴位針按對症治療

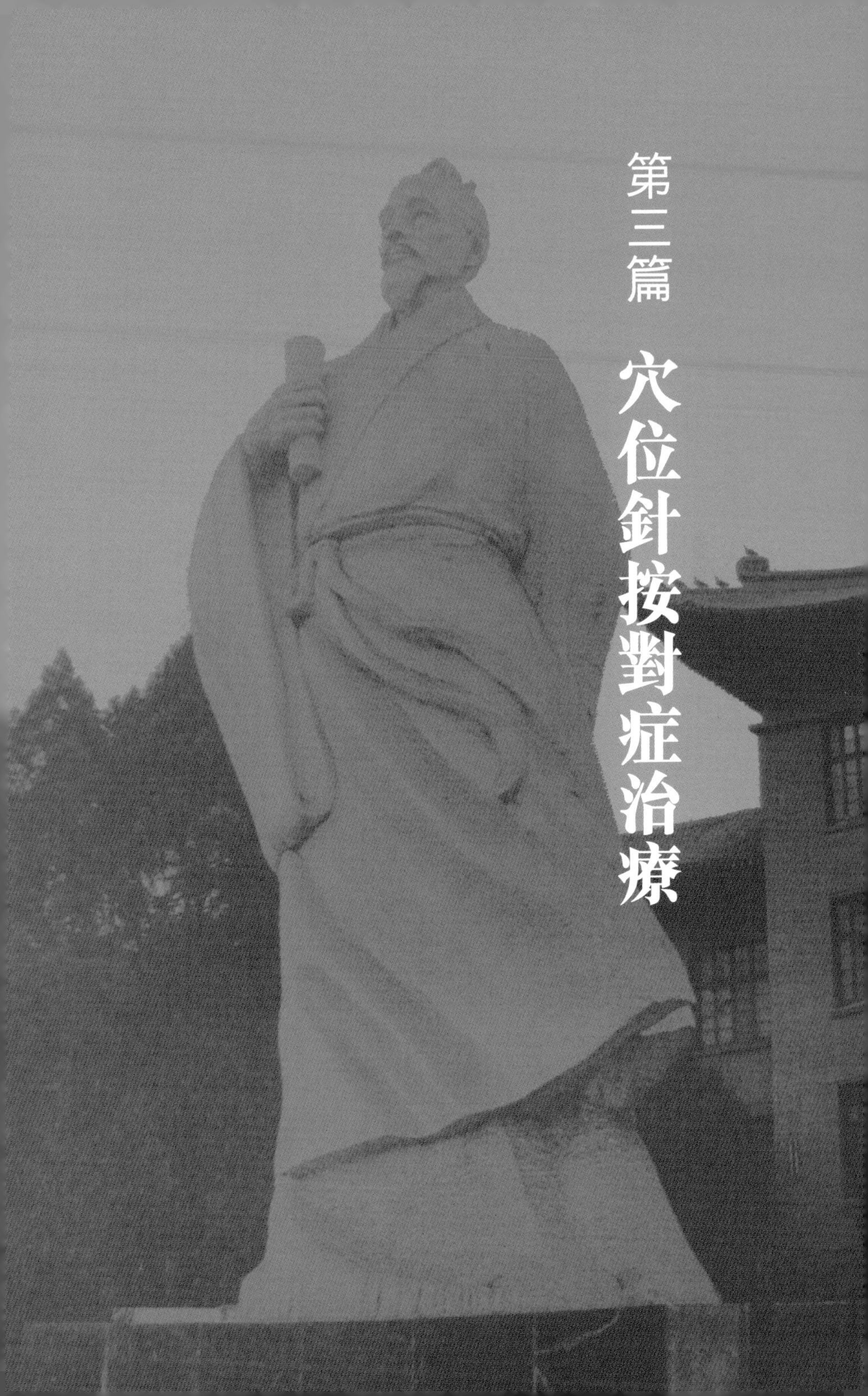

急救

【中暑】

中暑是發生在夏季的一種急性疾病，以壯熱、煩悶噁心，甚則昏倒、不省人事為主證。

病因病機：長時間處於烈日或高溫環境中勞作或運動。

辨證治療：臨床分為輕證和重證兩類。

❧ 輕證

臨床表現：頭暈，汗多，口乾、煩渴、脈數。

處方：大椎、內關、曲池、委中。

❧ 重證

臨床表現：頭痛，煩渴，汗出，突然昏倒，不省人事，脈沉無力。

處方：人中、百會、十宣、曲澤、委中。

痛證

【胃脘痛】

胃脘痛是指上腹部發生疼痛的病證，常稱"心口痛"。

病因病機：情緒波動、過食生冷、脾胃虛弱為常見原因。

基本處方：中脘、梁門、梁丘、足三里。

辨證治療：臨床常見的有肝氣犯胃、寒邪犯胃、食滯胃脘和脾胃虛寒四種證型。

　　◟ 肝氣犯胃

　　　　臨床表現：肝氣犯胃，以脹痛為主，伴有肝氣不舒的症狀。

　　　　配穴：加肝俞、膽俞、太沖。

　　◟ 寒邪犯胃

　　　　臨床表現：胃痛暴作，得熱痛減，並有飲食生冷或腹部受寒的病史。

　　　　配穴：加灸中脘及脾俞、胃俞。

　　◟ 食滯胃脘

　　　　臨床表現：傷食以飽脹疼痛為特點，伴有飲食停滯的症狀。

　　　　配穴：傷食者加建裏、內庭。

　　◟ 脾胃虛寒

　　　　臨床表現：脾胃虛寒，則痛勢隱隱，喜暖喜按，伴有虛寒證特點。

　　　　配穴：加脾俞、胃俞、氣海。

治療方法：

1. 背俞穴的應用：胃脘痛患者在膈俞、肝俞、膽俞、脾俞、胃俞有壓痛反應，可根據辨證分別選用針刺、指壓、艾灸、拔罐。
2. 郄穴的應用：胃脘痛患者往往在郄穴出現反應，可在梁丘附近尋找反應點，選用針刺、指壓、艾灸、拔罐。
3. 耳針的應用：取穴胃、脾、肝、心、神門、交感、皮質下。

【腰痛】

"腰為腎之府"，腰痛與腎的關係密切，也與寒濕侵襲及外傷有關。

病因病機：腰痛與腎虛、感受寒濕以及外傷有關。

治療原則：以行氣止痛、通經活絡為主。

基本處方：腎俞、大腸俞、腰陽關、委中。

辨證治療：

- 腎虛者：配穴加命門、太溪。
- 寒濕者：加灸法。
- 外傷者：用阿是穴、人中。

治療方法：

1. 腰間盤病變者

- 可在病變椎體水平和上下各一個椎體水平選用相應的華佗夾脊穴，針灸並用。
- 臨床有的患者，腰痛部位在腰骶部，可選用膀胱經的上髎、次髎穴。
- 部分患者，為骶髂關節病變，以其骶髂關節處的阿是穴作為針刺點。

- 如患者痛在臀上部位，是臀上皮神經損傷，可用臀上壓痛部位作為治療點。

2. 軟組織損傷者，可於損傷的局部尋找阿是穴，針用單刺或圍刺法，對慢性損傷者，可配用灸法。

3. 急性腰扭傷的針刺治療

- 對應取穴法：適應於腰部軟組織損傷。在受損部位找出阿是點，將阿是點及其對側相對應部位作為針刺點，同時針雙側。阿是點採用較輕的刺激方法，對應點採用較強的刺激手法。上兩點得氣後，行針30秒，將針提至皮下，囑患者活動腰部。上法可重複三次。

- 人中刺法：適應於急性腰扭傷、腰脊強痛者。毫針斜向人中穴上方，刺入5～7分左右，得氣後採用捻轉手法，邊行針邊囑患者活動腰部。每次行針30秒，可重複三次，中間間隔10分鐘。

【肩周炎】

肩周炎是肩關節及周圍軟組織退行性、炎症性病變。臨床為肩關節疼痛，活動受限。中醫稱為「肩凝症」、「漏肩風」。多在50歲左右發生，又稱「五十肩」。

病因病機：本病多由慢性勞損、外傷筋骨、氣血不足，複感風寒濕邪所致氣血不暢、經脈阻滯、不通則痛。

基本處方：肩髃、肩髎、肩內陵、曲池、外關、合谷。

治療方法：

- 臨床上看，有不少的患者，其肩痛部位在肩內陵。另有些患者可能在三角肌的正中點出現壓痛，也可作為阿是穴。

- 肩關節活動受限者，可取條口透承山：取對側條口進針1～1.5寸得氣後，用提插手法以患者能耐受為止，同時囑咐患者活動肩關節。

功能鍛煉：

- 用患側上肢爬牆，逐步加大運動量。
- 觸摸對側耳後部位，盡量用力後摸。
- 背伸觸摸自己的肩胛骨。

上述3種方法可同時進行，每種方法每次鍛煉5分鐘，每日2次。

進行鍛煉會有疼痛，囑患者功能鍛煉很有必要且不會損傷肩關節，不要有顧慮。舉例來說，肩關節如同門兩側的合頁，經常活動才不會生銹，如果長期關閉着門而不活動，門的合頁就會生銹，人體的肩關節就會粘連。

【痛經】

婦女在行經期或月經前後出現腹痛，甚至劇痛難忍，這種隨月經周期而發作的病痛稱為痛經。

病因病機：本病多由肝氣鬱結、氣機不暢、氣滯血瘀而痛；或經期受寒飲冷，寒邪至於胞宮，經血為寒所凝，運行不暢而痛；或因體虛，大病後氣血不足，血海空虛，胞脈失養，引起痛經。

辨證治療：

- 氣滯血瘀

  臨床表現：經前或經期小腹脹痛。

  處方：中極、氣海、太沖、三陰交。

  配穴：脅痛乳脹加外關、肝俞。

  　　　噁心嘔吐加內關、足三里。

- 寒濕凝滯

  臨床表現：小腹冷痛，遇暖則緩。

  處方：中極、三陰交、地機、歸來。

  配穴：形寒肢冷加腎俞、關元（灸）。

  　　　腰痛加腎俞、腰陽關。

ᴥ 氣血虧虛

　　臨床表現：行經後期小腹隱痛，得按則減。

　　處方：關元、氣海、足三里、三陰交、脾俞、子宮。

治療方法：

ᴥ 阿是穴的應用：可在脾經地機穴附近尋找。

ᴥ 耳穴的應用：子宮、內分泌、交感、腎、肝、脾。

ᴥ 治療時機和周期。治療一般在經前一周開始，每周2次，共治療5次。至下一周期前，再按上法重複治療。如此需要3個周期左右。

附註：注意經期衛生。忌食生冷及涉水。

【落枕】

　落枕是指頸項部強痛，活動受限而言。

病因病機：多由睡眠體位不當或風寒侵襲局部經氣不調所致。

處方：阿是穴、天柱、後溪、懸鐘

治療方法：

ᴥ 阿是穴：在患部找出1～2個壓痛點，用毫針淺刺法，快速小幅度提插瀉法約1分鐘，留針30分鐘，中間行針3次。

ᴥ 後溪：取雙側後溪穴，用1.5寸毫針刺入0.8～1寸，採用提插捻轉瀉法，邊行針，邊囑患者活動頸項部，行針1分鐘。上法可重複3次。

ᴥ 懸鐘：取雙側懸鐘穴，毫針刺入1～1.2寸，得氣後採用瀉法，在行針的同時囑患者活動項部。

附註：1、針灸治療落枕效果較好，針後也可配合推拿及熱敷。

　　　2、睡眠時枕頭高低須適度，避免受冷。

【牙痛】

牙痛為口腔疾患中常見的症狀。俗稱〝牙痛不是病，疼起來要了命。〞牙齦腫痛因胃腸有熱而牙齒鬆動，多為腎虛。

病因病機：手足陽明經脈分別入上下齒，大腸、胃府有熱，或風邪外襲經絡，鬱於陽明而化火，火邪循經上炎而致牙痛。腎主骨，齒為骨之餘，腎陰不足，虛火上炎亦可引起牙痛。

辨證治療：

🌿 胃火牙痛：頰車、下關、合谷、內庭。

🌿 風火牙痛：頰車、下關、外關、合谷。

🌿 腎虛牙痛：頰車、下關、太溪、行間。

【咽痛】

咽喉腫痛是五官科的常見病症。急性咽喉腫痛與肺胃有關，慢性咽痛與腎虛有關。

病因病機：咽接食道，通於胃；喉連氣管，通於肺。外感風熱和肺胃二經鬱熱上擾，而致咽喉腫痛，為實熱證；腎陰虧耗，陰液不能上潤咽喉，虛火上炎，而致咽痛，則屬陰虛證。

辨證治療：

🌿 實熱證：少商、合谷、內庭、天容、廉泉。

🌿 陰虛證：太溪、魚際、列缺、照海、扶突。

【網球肘】

「網球肘」為肱骨外上髁炎的俗稱，又稱肘勞。本病多因前臂旋轉用力不當，致使前臂伸腕肌的起點處損傷。

病因病機：中醫認為本病多由勞傷氣血，筋脈不和所致。

臨床表現：肘外側疼痛、上肢無力、勞累加重，局部有明顯壓痛。

治療原則：舒筋通絡。

處方：阿是穴、曲池、外關、合谷。

治療方法：阿是穴採用一穴多針法。痛處局部用艾條灸，每日2次。

【遺尿】

遺尿是指在睡夢中小便不能控制而自行排出的一種病證。中醫認為遺尿與腎氣不足有關。

病因病機：由於腎氣不足，膀胱不能制約所致。

處方：中極、關元、氣海、足三里、三陰交。

配穴：睡眠深沉加百會、神門、素髎。

附註：

開始治療時，囑患者晚上少飲水。

對睡眠深沉者，應叫起去廁所使其形成反射，逐漸養成習慣。

【便秘】

大腸為傳導之官，傳導失調可出現便秘。可將腸道喻為河道，而大便比為河道中的船隻。河道不通暢（氣滯、寒結－不行）、河道無水（熱結、血虛－無水行舟）和船無動力（氣虛－無力行舟）均可影響到船的運行。

病因病機：飲食經過脾胃的消化吸收後，所剩糟粕由大腸傳送而出。如腸胃有熱，或氣滯不行，或氣虛無力，血虛腸道乾澀等，均能導致各種不同的便秘。

基本處方：天樞、上巨虛、支溝、大腸俞。

辨證治療：

- 熱結：加曲池、合谷。
- 氣滯：加中脘、太沖。
- 氣血兩虛：加足三里、三陰交、脾俞、胃俞。
- 寒結：加灸神闕、氣海。

【失眠】

失眠是以經常不能獲得正常睡眠為特徵的一種病症，又稱"不寐"。正常的睡眠需要心神安寧和有足夠的心血養神，臟腑功能失調影響到心神不寧或心血不足均會出現失眠。

病因病機：

- 房勞傷腎－腎陰虧損－水不濟火－心火獨亢－心腎不交。
- 思慮過度－勞傷心脾－心脾兩虛－心神失養。
- 飲食所傷－胃腑失和－停食化火－上擾心神。
- 肝鬱化火－肝火上擾－心神不寧。

基本處方：神門、三陰交、太溪、安眠。

耳穴：神門、皮質下、心、腎、肝、脾、胃。

辨證治療：

- 心腎不交

  臨床表現：心煩不眠。

  配穴：加心俞、腎俞。

- 心脾兩虛

  臨床表現：睡眠不實。

  配穴：加心俞、脾俞、足三里。

ℳ 胃腑失和

　　臨床表現：入睡困難。

　　配穴：加中脘、內庭、足三里。

ℳ 肝火上擾

　　臨床表現：睡眠多夢。

　　配穴：加肝俞、膽俞。

【腹瀉】

　　腹瀉是一種常見的疾病，外感內傷均可導致脾胃功能失調而出現腹瀉。本病可分為急性腹瀉和慢性腹瀉。

病因病機：

ℳ 急性腹瀉，由飲食生冷不潔之物，或感受寒濕暑熱邪氣，及食滯擾於腸胃，致運化、傳導功能失調而致。

ℳ 慢性腹瀉多由脾虛失運、或肝氣犯脾或腎陽虛不得溫養脾陽而致。

基本處方：天樞、足三里、三陰交。

耳穴：肝、脾、腎、大、小腸、交感、神門。

灸法：慢性腹瀉效果較好。肚臍用隔鹽大艾炷重灸。

辨證治療：

ℳ 急性腹瀉

　　配穴：寒濕加中脘、氣海。

　　　　　濕熱加內庭、陰陵泉。

　　　　　傷食加內庭、中脘。

ℳ 慢性腹瀉

　　配穴：脾虛加脾俞、中脘、足三里。

　　　　　腎虛加腎俞、關元、神闕。

強壯保健

【眼睛】

眼保健操是根據祖國醫學推拿、經絡理論結合體育醫療綜合而成的按摩法。它通過對眼部周圍穴位的按摩，使眼內氣血通暢，改善神經營養，以達到消除睫狀肌緊張或痙攣的目的，起到保護視力、防治近視的作用。

新版眼保健操做法

第一節　按揉耳垂，同時用雙腳的腳趾抓地。

動作要求：雙手拇指和食指，分別夾住耳垂，每拍按揉1次。

動作要點：耳垂採取按揉手法，而不是擠壓和按壓手法。

雙腳抓地：首先小腿用力，然後把力量傳送到十個腳趾上發力，讓腳趾向腳心靠攏，就像要摳住地面，同時按節拍一次次地重複抓地。

作用：耳垂上有兩個主治眼病的穴位。轉動眼球，可緩解眼肌的緊張度。

足陰經和足陽經分佈在五個腳趾上，而它們所統領的經絡又貫穿全身以及頭面部；所以，通過腳趾抓地這個動作，可以達到刺激這兩條經脈的作用，使全身的血脈變得通暢。

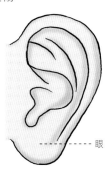

眼

第二節　按揉太陽、刮上眼眶。

動作要求：雙手拇指按揉太陽穴，雙手食指彎曲，餘指握拳，由眉毛內端向外抹刮。

作用：防治眼病和視力減退。

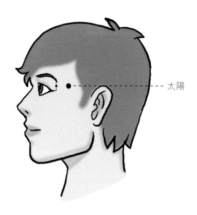

太陽

第三節　按揉四白穴。

取穴法：先把左、右食指和中指並攏對齊，分別按壓在鼻翼上緣的兩側，然後食指不動，中指和其他手指縮回呈握拳狀，食指所在的位置便是四白穴。

動作要求：取准穴位，採取按揉手法。

作用：防治眼病。

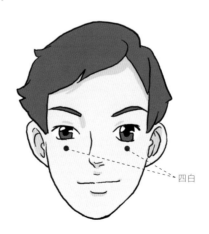

四白

第四節　按揉風池穴。

取穴法：風池穴位於我們的後頸部，後頭骨下方，用手摸上去，就是兩條‘大筋’外緣的陷窩中，其位置則與耳垂齊平。

動作要求：取准穴位，採取按揉手法。

作用：按揉風池穴具有祛風解表、清頭明目、通腦活絡的作用。

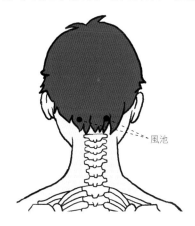

風池

第五節　按壓督脈。

取穴法：按壓督脈位置，從前額印堂穴到腦後發際處。

動作要求：按壓督脈時，一定要用指腹，上下順序沒有規定，但一定要全部按到。

作用：督脈是人體內非常重要的一條經脈，經常用手指按揉，可以疏通經脈，達到保健的作用。

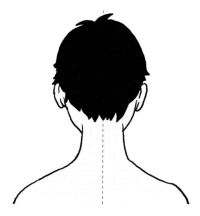

動作要領：

▲ 以上五節，每節做四個八拍，大約需要5分鐘。

▲ 一定要用食指的第二關節來刮上眼眶，對穴位的刺激比較適度。

▲ 按揉四白穴時，手指不要移動，要固定在穴位處，按揉面也不要太大，連作四個八拍就可以了。

▲ 找准風池穴後，在局部按壓時，有酸脹微痛感就對了。

▲ 按壓督脈時，一定要用指腹，上下順序沒有規定，但一定要全部按到。

【頭部】

1. 穴位按摩：百會、風池、太陽。
2. 乾洗頭：雙手十指自然分開，自前髮際向後髮際梳理並逐漸加力，每次10次。每日2次。

   功用：可以清頭目，緩解頭部疲勞，保持頭腦清醒。

【面部】

1. 叩齒：閉嘴，上下牙齒輕輕叩擊。每次叩30下，每日三次，飯後做。

   功用：增加牙齒的堅固程度，防止牙齒脫落。
2. 乾洗臉：雙手放於面部，然後雙手分開各自摩搓左右臉頰，到臉部發紅微熱的程度。

   功用：可以疏通氣血，促進五臟精氣榮養皮膚，使皮膚光潤、容顏悅澤。

【頸部】

1. 穴位按摩：天柱、大椎、肩井、頸部夾脊穴。

2. 頸部放鬆：點頭、後仰、左右轉動，頭向四周環轉。

3. 用頭寫字：從簡單「米」字開始，到複雜的「鶴」字。

　　功用：可以緩解頸項部肌肉的緊張，解除頸項肩背痛，預防頸椎病的發生。尤其適於經常在電腦前或伏案工作的人士。

【腹部】

自我按摩：沿腹部自肚臍為中心做環型按揉，逐漸擴大至全腹為一次。順時針進行，每側15次。

功用：有助消化，幫助胃腸蠕動。可以用於消化不良、胃脘不適、疼痛、便秘的輔助治療。

【腰部】

1. 穴位按揉：腎俞、大腸俞。

2. 腰部環轉：雙手按在腰部，自行環轉。

　　功用：強腰助腎，緩解疼痛。可以緩解腰酸、腰痛以及腰肌勞損所引起的症狀。

【上肢】

1. 穴位按摩：一側手按摩另一側，從肩部天宗、秉風、曲垣開始經肩髃、肩髎、曲池、外關至合谷到手指。自上而下，每側10次。

2. 肩部運動：前伸、外展、背伸和環繞。

3. 拍打：自上而下，每側10次。

　　功用：放鬆上肢肌肉的緊張，緩解肩肘痛。對肩周炎、網球肘、高爾夫肘有幫助作用。

【下肢】

穴位按揉：自上而下，前、中、後側拍打10次。

功用：促進血液循環，緩解下肢疲勞。對下肢感覺、運動障礙有輔助治療作用。

【膝關節】

1. 穴位按揉：血海、梁丘、內外膝眼、鶴頂。
2. 雙手揉膝：雙掌心按在臏骨上，手指進行按揉，邊按揉邊環轉膝關節。
3. 下蹲：膝關節彎曲下蹲，10次。每日2次。

功用：增強膝關節的活動度，改善其功能。用於膝關節痛的預防和治療。

耳針療法圖解

【耳針療法】

耳針療法是用針刺或其他方法刺激耳穴，以防治疾病的一種療法。

耳針療法易於掌握，操作簡便，應用廣泛，對各種疼痛，急性炎症以及一些慢性病均有較好療效。

【耳穴的分佈】

耳穴在耳部的分佈有一定規律，與身體各部相應的穴位在耳廓的分佈象一個倒置的胎兒。

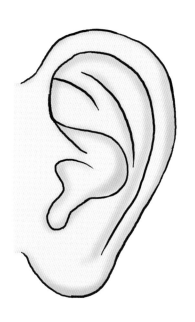

一般說來，與頭面部相應的穴位在耳垂；與上肢相應的穴位在耳舟；與軀幹和下肢相應的穴位在對耳輪和對耳輪上下腳；與內臟相應的穴位多集中在耳甲艇和耳甲腔。

【常用耳穴的定位和主治病】

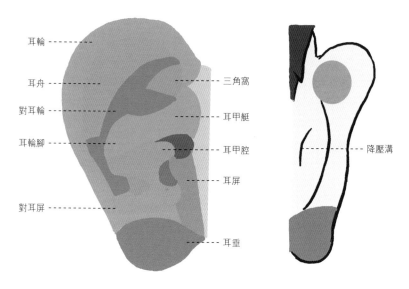

耳輪
耳舟
對耳輪
耳輪腳
對耳屏

三角窩
耳甲艇
耳甲腔
耳屏
耳垂

降壓溝

解剖分部	解剖分佈定義	穴名 （曾用名）	定位	常見病主治
耳輪部	耳廓最外圈的捲曲部分	直腸 （直腸下段）	在與大腸穴同水平的耳輪處	便秘
耳舟部	對耳輪與對耳輪之間的凹溝	肩	與屏上切跡同一水平線的耳舟部	肩周炎
		肘	在腕與肩穴之間	網球肘
對耳輪部	在耳輪內側，與耳輪相對的隆起部	頸	在屏輪切跡偏耳舟側處	落枕
三角窩	對耳輪上、下腳之間的三角形凹窩	內生殖器 （子宮、精宮）	在三角窩耳輪內側緣的中點	痛經
		神門	在三角窩內，靠對耳輪上腳的下、中1/3交界處	失眠

耳屏部	耳廓前面的瓣狀突起，又稱耳珠	咽喉	在耳屏內側面，與外耳道口相對處	咽喉腫痛
		高血壓點	在腎上腺與目穴中點稍前	高血壓
對耳屏部	對耳輪下方與耳屏相對的隆起部	睪丸（卵巢）	在對耳屏的內側前下方，是皮質下穴的一部分	痛經
		額	在對耳屏外側面的前下方	落枕
耳輪腳周圍		胃	在耳輪腳消失處	胃痛
		十二指腸	在耳輪腳上方處1/3處	胃痛、嘔吐
耳甲艇部	耳輪腳以上的耳甲部	腎	在對耳輪下腳的下緣，小腸穴直上方	失眠
耳甲腔部	耳輪腳以上的耳甲部	肺	心穴的上下外三面	戒煙
耳垂部	耳部下部無軟骨之皮垂	牙痛點1	在耳垂1區的外下角	牙痛
		上頜	在耳垂3區正中處	牙痛
耳廓背面		降壓溝	在耳廓背面，由內上方斜向外下方行走的凹溝處	高血壓

【選穴處方原則】

1. 根據病變部位選穴：如胃痛選胃穴；腹瀉選大腸、小腸穴；肩痛選肩穴等。

2. 根據中醫理論選穴：如皮膚病選肺穴是根據「肺主皮毛」的理論；目赤腫痛選肝穴，是因「肝開竅於目」等。

3. 根據現代醫學知識選穴：如肥胖選內分泌穴；神經衰弱選腦。

4. 根據臨床經驗選穴：如疼痛選神門；目赤腫痛用耳尖穴等。

以上方法可單獨使用，亦可兩種或兩種以上方法配合使用，力求少而精，一般每次應用5－7穴左右。多用同側，亦可取對側或雙側。

【耳針臨床操作】

1. **尋找反應點**：確定處方後，在選用穴區內尋找反應點。尋找方法可用探針、火柴頭、針柄按壓，有壓痛處即為反應點；亦可用測定耳部皮膚電阻（耳穴探測儀）的方法，發現有皮膚電阻降低、導電量明顯增高處即為反應點。反應點就是針刺的部位。

2. **消毒**：用75％酒精；或先用2％碘酒，後用75％酒精脫碘。

3. **操作手法**：

   ❦ **針刺**：選用1寸毫針，進針深度以穿破軟骨但不透過對側皮膚為度。毫針一般留針20－30分鐘，留針期間可間歇捻針。

   ❦ **耳穴埋豆**：用磁石或王不留行埋穴治療。埋豆後可以保留3日，囑患者自行按壓所埋穴位。每日3次，每穴10下。

   ❦ **按摩**：用手指按揉或用探針、火柴頭等進行按壓。每日3次，每穴10下。

4. **注意事項**：

   ❦ 嚴密消毒，預防感染。耳廓凍傷和有炎症的部位禁針。

   ❦ 有習慣性流產史的孕婦禁用。對年老體弱的高血壓、動脈硬化病人，針刺前後應適當休息。

   ❦ 耳針亦可發生暈針，需注意預防處理。

附錄二

第二掌骨側診療法圖解

中醫學認為，人體體表的每一個穴位均是體內臟腑、經絡之氣輸注於體表之所在。根據穴位與臟腑對應的原則，凡是機體某一組織或器官有病，就必然會在特定的穴位上有所反映。

張穎清教授發現的第二掌骨側新穴，分佈形式與它們所對應的部位或器官在整體上的分佈形式相同。因而，通過按壓這些穴位的感覺，就能診斷內在臟腑的病變。

【全息穴位群分佈】

第二掌骨側的新穴分佈，恰像是整個人體在這裏的大致縮小。第二掌骨節肢的近心端是足穴，遠心端是頭穴。

頭穴與足穴連線分為三等份，從頭穴端算起，中間兩點依次為頸穴、上肢穴。肺穴與胃穴連線的中點為肝穴。胃穴與足穴的連線分為6等份，從胃穴端算起，五個點依次是十二指腸穴、腎穴、腰穴、下腹穴、腿穴。第二掌骨節肢系統包含着整個人體各個部位的生理、病理信息，故此群穴位被稱為第二掌骨側的全息穴位群。

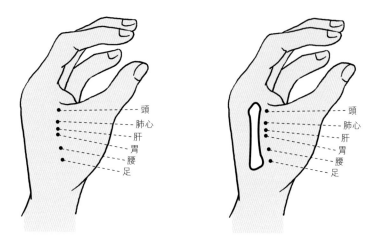

第二掌骨側全息穴位簡圖

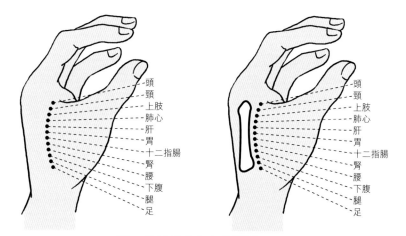

第二掌骨側全息穴位詳圖

　　這些穴位所對應的不僅是穴名所指出的整體上的部位和器官，而且還包括着整體上與穴名所指出的部位及鄰近的其它部位或器官。如：

　　頭穴：對應頭、眼、耳、鼻、口、牙；

　　頸穴：對應頸、甲狀腺、咽、氣管上段、食道上段；

　　上肢穴：對應肩、上肢、肘、手、腕、氣管中段、食道中段；

　　肺心穴：對應肺、心、胸、乳腺、所管下段、支氣管、食道下段、背；

肝穴：對應肝、膽；

胃穴：對應胃、脾、胰；

十二指腸穴：對應十二指腸、結腸右曲；

腎穴：對應腎、大腸、小腸；

腰穴：對應腰、臍周、大腸、小腸；

下腹穴：對應下腹、子宮、膀胱、直腸、闌尾、卵巢、睾丸、陰道、尿道、肛門、　；

腿穴：對應腿、膝；

足穴：對應足、踝。

因此，臨床按壓第二掌骨側的上述穴位，收集到的病理反應有助於診斷其相對應的組織和器官的病變。

【診療方法】

按照第二掌骨側全息穴位群的分佈圖，在第二掌骨側從頭穴至足穴用拇指尖以大小適中且相等的壓力順序揉壓一次（如果1次測試結果不明顯，可再重複揉壓1～2次）。在揉壓時，如患者有明顯的麻、脹、重、酸、痛的感覺，可在此穴稍用力揉壓或按壓，這時，如果患者反應強烈，則稱此處為壓痛點。

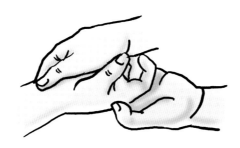

【應用要點】

臨床上測試者可根據第二掌骨側穴位壓痛點的有無及位置作出結論：

1. 部位對應原則： 如果某一穴位是壓痛點，則指示此穴所對應的人體上的同名部位或器官，或這一部位所處的橫截面上以及鄰近的其它部位或器官有病。
2. 同側對應原則：左手第二掌骨側穴位壓痛反應較左手的同名穴位強，表明人體左側病重或病在左側；右手第二掌骨側相應穴位壓痛反應較左手的同名穴位強，表明人體右側病重或病在右側。
3. 臟腑所主原則：與壓痛點所在的穴位對應腑臟密切相關的部位有病。如肺穴壓痛除說明肺有病外，還可以推斷相關的皮膚有病；肝穴壓痛除說明肝有病外，還可以推斷眼有病；腎穴壓痛除說明腎有病外，還可以推斷耳有病等。

第二掌骨側診法是一種簡便的診斷方法。一般人也可隨時使用此法簡便地了解自己身體各部位和器官的健康狀況。可以及時發現、防止誤診和漏診。可以進一步需求專業醫師的咨詢以及進行詳細檢查。

對一般人來講，同時還可自我按摩第二掌骨側最敏感的壓痛點來緩解症狀，起到一定的治療作用，並調節身體的機能。

針灸歌訣

1. **四總穴歌**

   肚腹三里留，腰背委中求，
   頭項尋列缺，面口合谷收。

2. **回陽九針歌**

   啞門勞宮三陰交，湧泉太溪中脘接，
   環跳三里合谷並，此是回陽九針穴。

3. **馬丹陽十二穴**

   三里內庭穴，曲池合谷接，
   委中配承山，太沖崑崙穴，
   環跳與陽陵，通裏並列缺。
   合擔用法擔，合截用法截，
   三百六十穴，不出十二訣。

4. **八脈交會穴歌**

   公孫沖脈胃心胸，內關陰維下總同，
   臨泣膽經連帶脈，陽維目銳外關逢，
   後溪督脈內眥頸，申脈陽蹺絡亦通，
   列缺任脈通肺系，陰蹺照海膈喉嚨。

5. **八會穴歌**

   臟會章門腑中脘，髓會絕骨筋陽陵，
   骨會大杼血膈俞，氣在膻中脈太淵。

6. **下合穴歌**

   胃經下合足三里，上下巨虛大小腸，
   膀胱當合委中穴，三焦下合屬委陽，
   膽經之合陽陵泉，腑病用之效必彰。

7. **十二原穴歌**

   太沖原肝丘墟膽，心包大陵胃沖陽，
   太淵肺而太溪腎，京骨之原本膀胱，
   神門心兮太白脾，合谷腕骨大小腸，
   三焦要從陽池取，十二原穴仔細詳。

8. **十五絡穴歌**

   列缺偏歷肺大腸，通裏支正心小腸，
   心包內關三焦外，公孫豐隆脾胃詳，
   膽絡光明肝蠡溝，大鍾腎絡胱飛揚，
   脾絡大包胃虛裏，任絡鳩尾督長強。

9. **十二募穴歌**

   天樞大腸中府肺，關元小腸巨闕心，
   中極膀胱京門腎，膽日月肝期門尋，
   脾募章門胃中脘，氣化三焦石門針，
   心包募穴何處取，胸前膻中窺淺深。

10. 十二背俞穴歌

三椎肺俞四厥陰，心五肝九十膽俞，

十一脾俞十二胃，十三三焦椎旁居，

腎俞卻與命門平，十四椎外穴是真，

大腸十六小十七，膀胱俞與十九平。

11. 十六郄穴歌

郄即孔隙義，氣血深藏聚，病症反映點，救急可賴之。

肺向孔最取，大腸溫溜醫；胃經是梁丘，脾經地機宜；

心則取陰郄，小腸尋養老；膀胱金門守，腎向水泉施；

心包郄門刺，三焦會宗持；膽郄在外丘，肝經中都是；

陽蹺附陽走，陰蹺交信期；陽維陽交穴，陰維築賓知。

穴位索引

【按筆劃分類】

【按經絡分類】

穴位索引

穴位索引

【按部位分類】

穴位索引